KATRIN REICHELT
DAGMAR UHL

Homöopathie für die Partnerschaft

Die 12 Typen der Liebe
und die besten Mittel
bei Beziehungskrisen

Inhalt

Was Homöopathie für die Partnerschaft bewirken kann

Liebe – die größte Herausforderung

Die zwölf Typen der Liebe

Nach Hause kommen

Zum Nachschlagen

Vorwort

In einer Zeit, da in Deutschland jede vierte Ehe geschieden wird, ist es sinnvoll, sich Gedanken über die Grundlagen einer guten Partnerschaft zu machen. Die beiden Autorinnen haben sich dieser Aufgabe mit großem Engagement gewidmet. Zunächst stellen sie fest, **dass eine glückliche Partnerschaft ein hohes Maß an Disziplin, Eigeninitiative und gegenseitiger Verpflichtung erfordert**. Wenn Schwierigkeiten auftreten, obwohl sich die Partner redlich bemühen, kann dies die verschiedensten Ursachen haben. Eine sehr wichtige Rolle spielt die individuelle Biographie, insbesondere der Einfluss des Elternhauses. Hier werden die ersten Vorbilder gefunden oder verworfen und der Charakter entscheidend geprägt. In Verbindung mit der genetischen Veranlagung wird so eine Grundstruktur des Menschen geschaffen, die durch die Einflüsse des weiteren Lebensweges nur noch modifiziert werden kann. Die unterschiedliche Entwicklung der Partner ist am häufigsten die Ursache für zwischenmenschliche Probleme, die sich oft aus eigener Kraft nicht meistern lassen.

Hier kann nun die Homöopathie eine ganz entscheidende Hilfestellung liefern. Diese Regulationstherapie kann nicht nur körperliche, sondern auch seelisch-geistige Reaktionsstarren aufbrechen und so verhängnisvolle, eingeschliffene Verhaltensweisen beenden, an denen wir sonst festhalten. Damit unterstützt sie Menschen darin, einen Neuanfang zu wagen. Diese Mechanismen werden an zahlreichen Beispielen überaus plastisch dargestellt. Der Fragebogen »Wie stabil ist unsere Beziehung?« ermöglicht Ihnen, die Qualität Ihrer Partnerschaft zu prüfen. **Die Autorinnen beschreiben die zwölf Arzneimitteltypen ausführlich, die für die Paarbeziehung und -behandlung wichtig sind.** Sie werden in allen Facetten einschließlich ihres speziellen Verhaltens bei Sex und Erotik geschildert.

Im letzten Kapitel lernen Sie die homöopathischen Arzneimittel für Symptome kennen, die in jeder Beziehung eine wichtige Rolle spielen, wie zum Beispiel Ärger, Nörgeln, Erschöpfung, Rückzug, Kummer. So wird die Selbstmedikation erleichtert, doch gleichzeitig deren Regeln und enge Grenzen aufgezeigt.

Das Buch ist mit großer homöopathischer Sachkenntnis und tief gehendem Verständnis für zwischenmenschliche Probleme geschrieben. Es kann zweifellos vielen Paaren eine sehr nützliche Hilfe sein. Deshalb ist ihm eine weite Verbreitung zu wünschen.

Dr. med. Karl-Heinz Gebhardt
Karlsruhe im Februar 2006

1 Was Homöopathie für die Partnerschaft bewirken kann

→ Liebe ist kein Buch mit sieben Siegeln. Sie folgt ganz einfachen Gesetzmäßigkeiten, die sich in einer einzigen, etwa 2000 Jahre alten Weisheit zusammenfassen lassen: Lieben Sie Ihren Partner so, wie Sie selbst von ihm geliebt werden möchten.

Niemand erwartet, dass Sie dies über Nacht können. Entscheidend ist, dass Sie sich auf den Weg machen.

Worin das Geheimnis der Homöopathie liegt

Die große Kraft der Homöopathie besteht im Wesentlichen darin, dass sie den Menschen als Ganzes erfasst, ohne ihn zu bewerten oder zu verurteilen. In ihrer reinsten, klassischen Form ist sie wie ein Synonym für Liebe und Respekt gegenüber demjenigen, der sie bekommt. Es ist, als würde sie beim Patienten einen Impuls für das auslösen, wonach er sich sehnt, und etwas anstoßen, was er schon verloren glaubte.

Dr. med. Samuel Hahnemann (*1755, †1843) war ein Revolutionär und ein Genie seiner Zeit, außergewöhnlich, wagemutig, ungeduldig, penibel, jähzornig; ein leidenschaftlich Liebender, Vater von elf Kindern; nicht nur Arzt, sondern auch Chemiker und Apotheker. Für die Medizin ist er so bedeutend wie seine Zeitgenossen Goethe für die Literatur oder Mozart für die Musik. Hahnemanns Homöopathie verkörpert genau das, was wir uns in der Partnerschaft erhoffen: Einfühlungsvermögen in das Wesen des anderen.

Sie werden feststellen, dass Sie mit Ihren Ängsten, Zweifeln und Ehekrisen nicht allein gelassen sind. Sie erkennen, dass es archetypische Beziehungsmuster und Liebesfallen gibt. Manche Menschen leiden still, andere leiden Türen knallend. Manche werfen mit Tellern, und andere verbreiten dunkle Stimmungswolken im ganzen Haus. Manche wollen nur Familie und andere nur Freiheit. Der eine ist ein Chaot, der andere ein Ordnungsfanatiker. Zu wissen, wie der andere denkt und fühlt, kann helfen, Dinge weniger persönlich zu nehmen, und damit den gemeinsamen Lebensweg erleichtern.

Der Routenplaner für Liebende

Jedes zweite Herz, das glaubte, in guten Händen zu sein, ist gebrochen. In Großstädten liegen die **SCHEIDUNGSRATEN** bei 50 Prozent. Homöopathie kann Menschen dafür öffnen, ernsthaft an ihrer Partnerschaft zu arbeiten. Obwohl es über 2 000 homöopathische Arzneien gibt, so spiegeln doch die »zwölf Typen der Liebe« (ab Seite 58 ausführlich beschrieben) die häufigsten Konstitutionstypen wider. Sie lassen erkennen, dass wir in der Liebe in völlig unterschiedlichen Erlebniswelten leben:

Der **Sepia-Typ** pflegt die Vorstellung, dass die Würde und die Unabhängigkeit der Frau unter allen Umständen gewahrt werden muss.

Der **Pulsatilla-Typ** braucht die Bindung: Familie und jemanden, der für ihn sorgt.

Der **Lachesis-Typ** lebt in sinnlichen Extremen, ist dennoch kaum zu Beziehungen fähig.

Der **Silicea-Typ** ist dagegen völlig abhängig von geordneten Strukturen und definiert sich über das, was andere von ihm denken.

Ganz anders der **Platin-Typ**, der in einem enormen Spannungsfeld zwischen Hochmut und Demut lebt und sich für besser als andere hält.

Der **Lycopodium-Typ** ist quasi das Sinnbild für den Macho, der sich von Frauen am liebsten gar nichts sagen lässt.

Der **Staphisagria-Typ** ist so angepasst, dass er auch noch lächelt, wenn man ihn erschießt.

Der **Natrium-chloratum-Typ** klebt scheinbar an altem Kummer, ohne verzeihen zu können.

Dem **Sulfur-Typen** müssen Sie wahrscheinlich ständig hinterherräumen.

Wenn Sie mit einem **Aurum-Typen** leben, dann haben Sie vermutlich schon Kämpfe um Geld und Besitz durchgestanden.

Der **Carcinosinum-Typ** verkauft seine Seele um der Harmonie willen.

Der **Arsenicum-Typ** ist der preußische Beamte in der Liebe.

Erste Anzeichen

Kritisch wird es, wenn unsere Eigenheiten und Marotten allmählich die Beziehung belasten. Sie erkennen diesen Zustand bei sich selbst und auch beim anderen daran, dass Sie (oder er/sie) innerlich erstarren. Sie fühlen sich eher abgestoßen als angezogen, empfinden mehr Angst als Liebe, mehr Genervtsein als Zuneigung. Mehr Ärger als Freude und mehr Unlust als Lust. Sie beginnen, auf die Wortwahl zu achten, und weichen dem Blick des anderen aus. Ein Gift hat sich eingeschlichen, das nach einem Gegengift verlangt.

- Wir, die Autorinnen, sprechen zum Beispiel mit vielen jungen Müttern, die schlaflos oder übernächtigt auf eine einzige liebevolle und sexfreie Geste warten, während ihr Mann sehnsüchtig und gedankenlos anderen weniger übernächtigten Frauen nachstarrt. Männer wissen oft nicht, dass sie in solchen, nur Sekunden dauernden Augenblicken gerade den Deckel zu ihrem Beziehungssarg zimmern.
- Wir erfahren von Männern, die sich die größte Mühe geben, für ihre Familie zu sorgen; die nach Hause kommen und nichts dringender brauchen, als erst einmal liebevoll empfangen zu werden. Und die dann als Erstes zu hören bekommen, dass sie sich nicht genügend um die Kinder kümmern oder zu wenig im Haushalt helfen.
- Wir kennen Paare, die sich wirklich lieben und deren Partnerschaft dennoch aufs äußerste gefährdet ist, weil sie sich nicht gegenseitig sagen können: »Ich brauche deine Schulter zum Anlehnen«, oder: »Gib mir 20 Minuten Zeit zum Abschalten. Dann bin ich für dich da.«
- Wir wissen von immer mehr Singles, die – von Selbstzweifeln zerrissen – nachts im Internet den einen suchen, der ihnen die Gewissheit gibt, kein Irrtum der Natur zu sein. Und die, wenn sie dann endlich den Partner gefunden haben, eine Rolle spielen, die mit ihrem wahren Wesen nichts zu tun hat, aus Angst, Einsamkeit oder Torschlusspanik.

Für all diese Menschen ist dieses Buch.

Vielleicht hat die Homöopathie gerade deshalb eine nie zuvor dagewesene Popularität erlangt, weil sie die größte Sehnsucht des Menschen anspricht: einfach bedingungslos angenommen zu werden, ohne dafür emotionale oder mentale Höchstleistungen zu vollbringen.

Leuchttürme weisen den Weg

Wann wurden Sie das letzte Mal ernsthaft nach Ihren Gefühlen gefragt – von dem Menschen, mit dem Sie Ihr Leben verbringen? Wann haben Sie ihm das letzte Mal mit aufrichtigem Interesse zugehört, und ohne ihn umgehend reparieren, korrigieren, manipulieren oder unterbrechen zu wollen? Wären wir als Partner geduldiger und würden diese Aufgabe in der Beziehung selbst übernehmen, dann könnte sich die Hälfte aller homöopathischen Anamnesen von selbst erledigen. Was Sie in einem solchen Gespräch erfahren und vielleicht aufgrund von Erziehung und Normen als Schwächen einstufen würden, versteht die Homöopathie ganz anders: Sie ordnet Ihre Aussagen als Hinweise auf das passende Mittel zu. Gesundheitliche und seelische Entgleisungen verwandeln sich nach dem Hahnemannschen Prinzip in blinkende Leuchttürme, die den Weg zur Heilung weisen. Wir können viel von dieser Methode lernen – in der Liebe, im Leben.

Dieses Buch führt zwei Fäden zusammen, die noch nie zuvor auf diese Weise verwoben wurden: Homöopathie und Partnerschaft. Es wird kontroverse Diskussionen bei den einen und Hoffnung bei den anderen auslösen. Doch jedes der hier beschriebenen Symptome, jede der Eigenschaften und Verhaltensweisen wurde von Ärzten, Therapeuten und Patienten als Folge eines Mittels im Selbstversuch oder in einer Therapie erlebt und kommt in den großen homöopathischen Lehrbüchern vor. Neu ist lediglich die Art und Weise, wie wir die Symptome in den Kontext von Liebe und Partnerschaft gestellt haben.

Homöopathie – wenn wir mehr brauchen als einen Schmerzkiller

Ich erinnere mich noch genau an meine erste homöopathische Anamnese. Eine Freundin schickte mich zu einer entsprechend ausgebildeten Ärztin. Ich hatte nach einer außerordentlich komplizierten Schwangerschaft und seit der Geburt unseres zweiten Kindes ständig unter kaum erträglichen Rückenschmerzen gelitten und dazu außerdem über Jahre chronische Nebenhöhlenentzündungen entwickelt.

Man könnte sagen: Ich hatte die Nase voll. So wie die Dinge waren, konnte ich sie nicht länger (er)tragen. Ich verbog mich innerlich in sämtliche Richtungen – entsprechend renkte ich mir auch oft verschiedene Wirbel aus. Ich war nicht im Stande nach dem zu fragen, was ich brauchte – zumindest nicht so, dass es irgendjemand zu hören schien. Alle – und allen voran ich selbst! – schienen von mir zu erwarten, dass ich trotz des chronischen Schlafmangels und der ständigen Schmerzen auf einer rosaroten Mutterwolke daherschweben und keinerlei Klage über meine Lippen kommen sollte.

Weil ich mir nicht die notwendigen Ruhepausen gönnte, zwang mich mein Körper in immer kürzeren Abständen dazu. Wie für viele Patienten kam die Homöopathie auch für mich quasi als letzte Rettung in mein Leben.

Wie Sie sich in der Liebe verhalten, wie Ihre ganz spezielle Antwort auf das Leben und seine Herausforderungen ist, hat logischerweise einen wesentlichen Einfluss auf Ihre Partnerschaft. So war es auch in meinem Fall. Schon Hahnemann beschrieb das Phänomen, dass sich seine erste Frau – Mutter von elf Kindern und eigentlich von sanftmütiger Art – im Lauf der äußerst fordernden Ehe immer mehr zur Xanthippe entwickelte: ein typisches PULSATILLA-SYMPTOM.

Mir erging es ähnlich wie ihr, nur etwa 200 Jahre später und mit deutlich weniger Kindern. Doch mein Mann war vermutlich ähnlich genervt von meinen Klagen wie Hahnemann zu seiner Zeit.

Das Innenleben

Ein Blick, ein Wort, akuter Stress, die alten Geister und vorangegangene Beziehungs-Desaster. Alles und jedes kann zu jeder Zeit Ihre ROTEN ALARMKNÖPFE drücken. Das Ergebnis: Sie reagieren nur noch, statt zu agieren.

Der Körper ist dabei mit seinen Symptomen, Missempfindungen und Schmerzen durchaus ein wichtiger Wegweiser. Doch er ist letztlich eher die Bühne, auf der sich das Drama Ihres Innenlebens abspielt, als das Theaterstück selbst.

Warum nicht innehalten, sich im Sessel zurücklehnen und die einzelnen CHARAKTERE DER LIEBE wirklich kennen lernen? Warum nicht das ganze Stück in Ruhe betrachten und sehen, welche Rolle Sie selbst darin spielen?

Und was wäre, wenn Sie auf diese Weise den Schlüssel zu etwas, zu dem anderen und zu sich selbst finden könnten? Wenn es sie tatsächlich gibt, die PILLE GEGEN LIEBESKUMMER?

Das gebrochene Herz

Traumaforscher haben etwas Erstaunliches festgestellt: Nichts tut so weh, nichts macht so wütend, verzweifelt, ratlos und rastlos wie Beziehungsstress. Nichts lässt uns so einsam und hoffnungslos zurück wie ein gebrochenes Herz.

Nichts gräbt so tiefe Spuren in unsere Seele wie der Verrat oder Verlust eines geliebten Menschen.

Doch die Chance liegt genau in diesem Schmerz. Er schafft Dringlichkeit und Notwendigkeit, nach Wegen zu suchen, die uns tiefer mit der Fähigkeit zu lieben und mit unserem inneren Wissen in Kontakt bringen. Es ist genau dieser Schmerz, der dazu zwingt, aufmerksamer zu werden und die Beziehung in Zukunft besser zu beschützen. Und zwar, in dem wir selbst authentischer werden.

Ewiges Glück – ganz ohne Anstrengung?

Die Idee, nur eine kleine weiße Pille einzuwerfen, damit alles gut ist, mag verlockend erscheinen. Instinktiv wissen Sie aber, dass Sie mehr tun müssen. Es erfordert Ihre ehrliche Bereitschaft, um das zu kämpfen, was Ihnen wichtig ist, und den Preis zu zahlen, den die Liebe kostet.

Heilung von innen heraus

Homöopathie ist kein »Quick Fix«, keine Schnellreparatur. Stattdessen ist sie ein Weg, Ihre Partnerschaft Schritt für Schritt von dem zu befreien, was sie buchstäblich krank macht. Richtig angewendet, kann Homöopathie der Wegweiser sein, der Ihnen erst einmal die Richtung zeigt, in die Sie schauen müssen.

Nicht umsonst hüten klassische Homöopathen den Schatz ihrer Medizin wie den Heiligen Gral. Sie wissen um die Potenz der Arzneien und wie man die darin verborgenen Kräfte einsetzen kann. Im Hintergrund bleibt nach wie vor und immer die Sorge, ob die Menschen auch wirklich verantwortungsvoll mit dem umgehen, was sie mit dieser Medizin in den Händen halten. Lesen Sie hierzu auch bitte das Unterkapitel »Welche Menge tut Ihnen gut?« (→ Seite 150 und 151).

Dass wir, die Autorinnen, uns dennoch dazu entschieden haben, dieses Buch zu schreiben, liegt daran, dass wir alle Interessierten darüber informieren wollen, wie tief Homöopathie arbeiten und wie sie Paaren helfen kann. Sie ermöglicht, klarer zu schauen als mittels jeder anderen Medizin, die wir kennen. Denn die verborgenen Kräfte der Homöopathie holen auch versteckte Schätze und Schattenseiten der Patienten an die Oberfläche. Und erst dann, wenn man sie erkennt, kann man wirklich damit arbeiten. Ein Kügelchen kann Ihr Leben verändern, aber nur, wenn Sie auch tatsächlich dazu bereit sind, alte Beziehungsmuster aufzugeben. Diese beiden Seiten zu zeigen – und dass sie nur Hand in Hand eine Veränderung bewirken können – ist das Ziel dieses Buches.

Weckruf zum Wachstum

Homöopathie ist weder magisch noch mystisch: Sie nimmt Ihnen nichts ab. Sie weckt Sie nur auf: Ihr körperliches Immunsystem und Ihre seelischen Ordnungskräfte. Auf der Ebene von Liebe und Partnerschaft bedeutet das: Sie erkennen mit Hilfe der Homöopathie plötzlich besser, wie Sie sich in Stresssituationen verhalten. Auf welche Weise Sie sich und dem anderen in Ihren Beziehungen immer wieder schaden, Dramen inszenieren und TRENNUNGEN VORPROGRAMMIEREN.

So wie im Körper wird auch in der Seele ein Heilreiz ausgelöst: Sie begreifen, was im Weg ist, damit Sie innerlich gesund werden und die Liebe sich wirklich so entwickeln kann, wie sie einmal gedacht war.

- Ein Mittel wie Pulsatilla kann helfen, dass Sie Kompromisse nicht mehr aus Angst, sondern wirklich entweder aus Liebe und Überzeugung eingehen – oder gar nicht, wenn es einfach nicht angemessen ist.
- Ein Mensch, der Sepia braucht, kann durch das Mittel seine ätzend zerstörerische Kritik in konstruktives Feedback verwandeln, das den anderen nicht lähmt, sondern ihn bestärkt und weiterbringt.
- Mit Hilfe von Staphisagria, dem »homöopathischen Rohrfrei«, lässt sich vielleicht der Weg vom menschlichen Fußabtreter zu guten und gesunden Grenzen finden.
- Ein Mensch, der Platin braucht, kann mit Hilfe des Mittels aus dem einsamen Olymp gönnerhafter Herablassung heruntersteigen und zeigen, dass er wie jeder andere Mensch auch Liebe benötigt. Mit etwas Unterstützung findet er zu mehr Gelassenheit, Stabilität und Kontakt zu seinen Gefühlen.

Verstärken, was da ist

Anders als bei Schmerzmitteln, Hemmern und Blockern aller Art wird das Symptom in der Homöopathie nicht unterdrückt, sondern zunächst sogar verstärkt. Patienten werden nicht dumpf, sondern wach. So bekommen sie die Chance, etwas anderes zu versuchen als das, was ohnehin noch nie funktioniert hat. Die wunderbare Therapiemethode von Samuel Hahnemann hat etwas Alchemistisches – sie verwandelt Gift in Medizin. Sie stärkt das Gesunde im Patienten und fördert das Authentische zutage.

Archetypen der Liebe

Jedes einzelne der über 2 000 Mittel fühlt anders, denkt anders, handelt anders. Sie müssen davon ausgehen – und ganz besonders in der Liebe –, dass keiner dem anderen gleicht. Jede Frau und jeder Mann entwickelt eine ganz eigene Matrix, die sich aus Ererbtem und Erfahrenem zusammensetzt. Auch wenn es die so genannten **GROSSEN KONSTITUTIONSMITTEL** gibt, die Archetypen in der Homöopathie, die insgesamt weitaus häufiger vorkommen als andere Mittel: Es kann dennoch sein, dass Sie selbst und/oder Ihr Partner nicht die Regel, sondern die Ausnahme sind.

Nichts ändert sich ohne Risiko

Wir sehnen uns mit jeder Faser unseres Daseins nach einem starken, unabhängigen Partner – und gleichzeitig fürchten wir oft nichts mehr, als dass er sich dann nicht mehr beherrschen lässt. Fakt ist: Sie können nicht beides gleichzeitig haben. Vertrauen Sie, dass das, was Sie zu bieten haben, allemal ausreicht, um den anderen anzuziehen. Aber dafür müssen Sie es – umgekehrt – auch zeigen! Genau hier setzt die Homöopathie an. Sie lehrt uns Vertrauen in uns selbst und die Akzeptanz gegenüber demjenigen, der anders denkt und fühlt.

Liebe – die größte Herausforderung

→ Zwei Menschen begegnen sich in der Wüste. »Ich bin auf der Suche nach meiner Bestimmung«, sagt der eine. »Können Sie mir sagen, wie weit es noch ist?«
»Ja«, sagt der andere, »wenn Sie in dieser Richtung weitergehen, dann sind es noch etwa 20 000 Kilometer. Wenn Sie allerdings umdrehen und genau die entgegengesetzte Richtung einschlagen, sind es nur noch zwei.«

Expedition
in unbekanntes Land

Auch wenn der folgende Satz zunächst erschreckend erscheint, so lässt sich doch sagen: Sie wählen instinktiv genau den Partner, der Ihre größten STÄRKEN und Ihre geheimsten SCHWÄCHEN unerbittlich zum Vorschein bringt. Jeder Mensch sehnt sich, bewusst oder unbewusst, in seiner Beziehung nach einem Stück Heilung alter Wunden und innerer Seelenschmerzen. Wenn Sie sich verlieben, scheint der andere, neben vielen anderen Dingen natürlich, diesen Aspekt zu verkörpern. Genau dafür lieben Sie ihn (oder sie) so sehr. Und an eben dieser Stelle entsteht im Zweifelsfall auch der Hass, wenn die geheimste Hoffnung enttäuscht wird.

Ohne es an diesem Punkt der Beziehung zu ahnen, lieben Sie in dieser einen Person viele Menschen zugleich: Den, der vor Ihnen steht, und denjenigen, den Sie sich erträumen. Die Erfahrung zeigt früher oder später, dass die beiden an bestimmten Punkten der Beziehung nicht besonders viel gemeinsam haben.

Alle Seiten ergeben ein Ganzes

Der Dritte im Bunde ist noch nicht sichtbar oder allenfalls ansatzweise. Ein Veteran aus den unzähligen kleinen und großen inneren Kriegen, die Sie selbst ebenso wie Ihr Partner bis hierher geführt haben und die oft schon in der Kindheit begannen. Die meisten Menschen haben diesen Zerstörer irgendwo in der Tiefe ihrer Seele eingesperrt, in der falschen Annahme, dass er dort keinen Schaden mehr anrichten und ihren inneren Frieden nicht weiter gefährden könne. Doch das Leben funktioniert so nicht. In der Homöopathie gilt ein Mensch nur dann als heil und glücklich, wenn all seine Anteile auf gesunde Weise in sein Leben integriert sind: seine Stärken ebenso wie seine Schwachpunkte, seine Vorlieben und Abneigungen, sein größtes Licht und auch sein tiefster Schatten.

Erst die Akzeptanz all dessen, was in uns ist, macht uns zu ganzen Menschen. Wer aufhören kann, der Welt eine abgespeckte Version von sich selbst zu präsentieren, und nicht länger ungeliebte Eigenschaften ignoriert oder verdrängt, der wird aus homöopathischer Sicht wirklich grundlegende Gesundheit erlangen.

Wer ist der andere?

Ein amerikanischer Journalist schrieb in einem Artikel über seine gerade drei Wochen alte Ehe: »*Wenn meine Frau morgens zum Frühstück in die Küche kommt, weiß ich nie, wer da eigentlich am Tisch sitzt. Die Mutter ihres Sohnes? Die Tochter ihrer Eltern? Das bedürftige kleine Mädchen? Die selbstbewusste Karrierefrau? Oder die leidenschaftliche Geliebte? Ist sie gerade die Clubmeisterin aus ihrem Tennisverein oder die, die beim Monopoly mogelt? Ich habe das Gefühl, dass ich nicht mit einer Frau verheiratet bin, sondern mit mindestens 34. Das sind zumindest die, die ich bisher kennen gelernt habe. Plus die, die wie eine Wahnsinnige unsere Wohnung putzt, wenn ihre Eltern zu Besuch kommen. Und ich weiß nie, mit welcher ich es gerade zu tun habe.*«

Wir selbst können meist nicht erkennen, wie sich alle Anteile der eigenen Persönlichkeit in die Partnerschaft einmischen und uns fast automatisch Dinge sagen lassen, von denen wir geschworen hätten, dass sie uns niemals über die Lippen kommen. Doch oft sind es gerade diese vermeintlichen inneren schwarzen Schafe, die unserem Leben Würze verleihen, unserer Persönlichkeit Witz und Schärfe geben und uns insgesamt einzigartig machen. Die Kunst besteht darin, diesen Schafen nicht zu gestatten, einfach alle Zäune niederzutrampeln.

Der Schlüssel zum Schloss

Liebe und Partnerschaft sind ein wunderbarer Katalysator, wie es keinen zweiten gibt. 1 + 1 ergibt auf einmal mehr als 2.

Sie stoßen in ein neues Universum vor. Etwas Drittes wird möglich: die Beziehung selbst, die wie ein eigener kleiner Kosmos ist. Sie halten zwei Kabel aneinander, ein Funke entsteht, und auf einmal brennt Licht. Sie reiben Holz an Holz, und plötzlich brennt Feuer. Sie reisen an Orte, die Sie sonst nie besucht hätten. Sie schreiben Gedichte für den anderen, die Sie sonst nie geschrieben hätten. Sie eröffnen eine Firma; Sie komponieren Ihre Zauberflöte, Sie erfinden das Trojanische Pferd. Sie gründen eine Stiftung, mit der Sie Ihr soziales Bewusstsein erweitern …

Dieses Paar in seiner ganz speziellen Mixtur trägt die Chancen in sich, die sonst nie geboren würden. Die Homöopathie fußt auf diesem Wissen. Sie geht davon aus, dass das ganze Potenzial eines Menschen plötzlich freigesetzt werden kann, wenn der Schlüssel zum Schloss seines Daseins erst einmal gefunden ist. Losgelöst von den üblichen inneren Ängsten und Zweifeln beginnt das eigentliche Leben.

Menschen und Mittel ähneln einander

Jedes homöopathische Mittel hat seine Stärken und seine Schwachstellen, genau wie auch jeder Mensch. Man spricht vom Charakter der Arznei, wenn man zum Beispiel auf Eigenschaften wie starken Familiensinn, Jähzorn, Arroganz oder Extreme zwischen Freude und Schmerz hinweist. Das Mittel wirkt umso durchschlagender, je mehr sich der Charakter des Patienten und der des Mittels ähneln.

Wenn Sie ganz bewusst nach Ihrer größten Schwäche fahnden, dann ist sie meistens dort zu finden, wo Sie sie am wenigsten vermuten würden, nämlich im Bereich Ihrer größten Stärke.

- Eine Frau mit einer grundsätzlich gesunden Pulsatilla-Konstitution steht zum Beispiel mit beiden Beinen fest im Leben, liebt ihre Familie. Sie ist das Bild der Urmutter, unter deren Flügel sich alle flüchten.
- Doch ihre Schattenseite kommt dann zum Vorschein, wenn sie zu viel des Guten tut und sich ernsthaft überlastet: Sie beginnt zu klammern, den anderen einzuengen, überfürsorglich zu werden. Sie gibt ihr Leben, ihre Identität, auf und braucht extrem viel Zuwendung. Erstickend! So lässt sich ihre Liebe dann beschreiben.
- Die größte Stärke des Pulsatilla-Typs ist die Fähigkeit, vollkommen für die Familie da zu sein. Dasselbe gilt auch für seine größte Schwäche. Der entscheidende Unterschied besteht einzig und allein in der Motivation, die sich im kranken Zustand verschiebt: von Liebe und echter Hingabe hin zur Angst und zum Klammern.

Das kann beim Partner heftige Gegenreaktionen auslösen, je nachdem, wie anlehnungs- oder freiheitsbedürftig er selbst ist. Ihn beschleicht das Gefühl, eine Mogelpackung geheiratet zu haben. Wer ist diese Frau (es gibt aber auch Pulsatilla-Männer!), die ständig weint oder jammert, wenn er nicht rund um die Uhr für sie da ist? Ihre Angst wächst – und damit sein Widerstand. Eine Todesspirale für die Liebe.

Paardynamik

Bei diesen oder ähnlichen Verhaltensweisen setzt die Homöopathie an. Sieht man beide Partner getrennt voneinander, ist nicht uneingeschränkt und oft sogar überhaupt nicht erkennbar, wie sie sich in einer Liebesbeziehung verhalten.

- Ein Patient wird nicht unbedingt erzählen, dass er immer mit dem Zeigefinger nachprüft, ob seine Frau auch Staub gewischt hat.

- Eine Patientin wird nicht zwangsläufig eingestehen, dass sie die Post ihres Mannes heimlich liest.
- Vielleicht haben beide weder sich selbst noch dem anderen je gesagt, dass sie weniger (oder mehr) Sex brauchen, als sie zugeben.
- Eine Frau gesteht nicht ein, dass sie Urlaub am Meer hasst – aus Angst ihren Partner zu enttäuschen.
- Ein Mann schweigt darüber, dass sein Chef ihn als kompletten Versager bezeichnet hat, und zieht sich monatelang innerlich zurück. Und sie denkt, sein seltsames Verhalten läge an ihr.

Homöopathie kann helfen, die übliche Maske als einen bewussten Akt der Liebe und des Respekts fallen zu lassen. So entsteht mit der Zeit ein Raum von Nähe und Vertrauen.

Neues Terrain gemeinsam entdecken

Viele Patienten fragen sich am Anfang einer Behandlung: Wer werde ich sein, wenn ich all die kleinen Strategien und Verhaltensweisen aufgebe, mit denen ich mein Leben bisher unter Kontrolle gehalten habe? Oder mit denen ich meistens das erreicht habe, was ich wollte? Was bleibt noch von mir, wenn ich darauf verzichte? Sie bleiben auch nach einer homöopathischen Behandlung immer noch derselbe Mensch. Der Unterschied ist:

- Sie werden klarer, sichtbarer für andere und für sich selbst.
- Die »blinden Flecken« werden weniger. Die inneren Leitungen, die zueinander führen, sind weniger oder gar nicht mehr verstopft.
- In Krisensituationen verstricken Sie sich nicht mehr so schnell.
- Sie handeln achtsamer und gehen sorgsamer mit dem fragilen Konstrukt Ihrer Beziehung um.
- Sie lernen besser zu unterscheiden, wer im Fahrersitz Ihres Lebens sitzt: der bewusste Mensch, der klar sagen kann, was er braucht, ohne den anderen in irgendeiner Form emotional zu erpressen oder von vornherein eine ganz bestimmte Antwort zu erwarten?

- Oder sitzen dort die schlechten Erfahrungen aus Ihrer Vergangenheit wie Ängste oder Traumata; alter Groll aus einer früheren Beziehung; Wut, dass jemand mit seinen Lügen und Täuschungen davongekommen ist; verletzter Stolz?
- Sie werden offener und berührbarer für die Bedürfnisse des anderen.

Dramen und erwachsenes Verhalten

Wie erkennt man Dramen? Am einfachsten daran, dass sie die Situation um keinen Millimeter verbessern, sondern sie häufig verschlechtern. Die Akteure bleiben erschöpft zurück und sind verzweifelter oder frustrierter denn je. Ihr Fokus liegt auf dem Problem. Und wie erkennt man dagegen erwachsenes Verhalten? Sie nehmen die Beziehung ins Visier und konzentrieren sich jeweils auf das, was die Partnerschaft – die Liebe – braucht, um zu wachsen und Sie beide zu erfüllen. Sie haben das Gefühl, sich gemeinsam einen Schritt nach vorn zu bewegen. Ihr Fokus liegt bei diesem Verhalten auf der Lösung.

US-Psychologe und Bestseller-Autor John M. Gottman (»Die 7 Geheimnisse der glücklichen Ehe«) nennt solche Dramen die »apokalyptischen Reiter der Partnerschaft«. Die Top 4, die seiner Meinung nach jede Beziehung in Schutt und Asche legen:

- KRITIK: In der Homöopathie zu finden beim Sepia- und Lachesis-Typ, aber auch bei Acidum nitricum oder Nux vomica. Mit seinem versteckten Perfektionsanspruch kann auch der Silicea-Typ ein gnadenloser Kritiker sein.
- VERACHTUNG: Bei Platin, Lycopodium, Kalium jodatum.
- RECHTFERTIGUNG: Die häufig angewendete Strategie bei Pulsatilla, Silicea und Staphisagria.
- MAUERN: Mit den eigenen Gefühlen hinterm Berg halten und den anderen ins Leere laufen lassen – diese Verhaltensweise findet sich beispielsweise bei Natrium chloratum, Carcinosinum, Staphisagria.

Die Drei-Tage-Regel für große Krisen

1. Bringen Sie sich zurück in die Gegenwart.
2. Was genau ist der Zustand, den Sie ändern möchten? Schreiben Sie es auf.
3. Notieren Sie nun in den folgenden 5 Minuten 15 Lösungsansätze. Die Formulierung sollte jeweils beginnen mit: »X hört auf, wenn ich …«. Beispiel: »Dass ich an seiner Unpünktlichkeit leide, hört auf, wenn ich ab sofort nicht mehr länger als 10 Minuten auf ihn warte und dann mit Freunden etwas Schönes unternehme«.
4. Überlegen Sie: Welchen Preis sind Sie bereit zu zahlen, um das zu verändern, was für Sie nicht länger funktioniert?
5. Schlafen Sie eine Nacht darüber, wenn es etwas wirklich Wichtiges ist. Besser noch drei Nächte, um das Aufgeschriebene morgens und abends zu lesen.
6. Heulen Sie sich an diesem Punkt nicht bei Freunden aus. Sonst verlieren Sie genau die Energie, die Sie brauchen, um sich innerlich für ein Gespräch zu sammeln.
7. Wenn Sie sicher sind, dass Sie den Preis zahlen werden, den die Veränderung kostet, bitten Sie um ein Gespräch.
8. Lesen Sie dem anderen vor, was Sie aufgeschrieben und/oder wozu Sie sich entschieden haben.
9. Wenn Sie unsicher sind, ob Sie das, was Sie vorhaben, auch wirklich durchziehen können, schweigen Sie lieber und warten Sie, bis Sie innerlich »gar gekocht« sind. Ein 99-prozentiges Nein hört der andere sonst als ein Ja!
10. Reden, ohne dass eine entsprechende Handlung folgt, zerstört die Beziehung auf den unterschiedlichsten Ebenen. Denn Sie verlieren zum Beispiel den Respekt voreinander und Ihre Selbstachtung. Ihre Klarheit verschwindet und damit auch das Vertrauen ineinander.

Homöopathie ist gerade in ihrer Sanftheit eine **RADIKALE MEDIZIN**. Sie verlangt von uns, dass wir nicht länger etwas ablehnen, was wir nicht kennen. Sie ist der erste Schritt zu dem, was der Dalai Lama als »innere Abrüstung« bezeichnet. In dem Moment, in dem wir für den aktuellen Zustand unserer Partnerschaft die **VERANTWORTUNG** übernehmen, treten wir in die Freiheit hinaus.

Was fehlt Ihnen?

Für jeden gibt es eine nahezu vollkommene Entsprechung seines Wesens in der Natur; eine Arznei, die jeweils haargenau zu ihm passt, wenn er krank wird. Sie können aufhören, in einer Partnerschaft ständig verstört oder wütend zu sein und die Welt nicht mehr zu begreifen oder aber sich verraten und verkauft zu fühlen. Hinter dem scheinbaren Beziehungschaos steckt eine innere Ordnung. Sie bekommen die Aufgabe – aber auch die Chance – zur Lösung.

> Sich selbst zu **vergessen** heißt, die Welt zu **gewinnen**.

Was wäre, wenn wir uns einfach manchmal zu wichtig nähmen? Wenn es gar nicht pausenlos nur um uns ginge?

Das wäre, auch wenn es vielleicht seltsam klingen mag, zunächst einmal ein harter Schlag fürs Ego, das sich bei jeder passenden und unpassenden Gelegenheit gern in die erste Reihe drängelt! Gerade in der Liebe haben wir die Tendenz, uns schnell gekränkt, zurückgewiesen, missachtet, ignoriert oder zu kurz gekommen zu fühlen. Sie ahnen vermutlich schon, dass die Homöopathie auch hierfür wirksame Mittel bereithält.

INFO

Das maskierte Ego

Ego bezeichnet eine bestimmte Art von Selbstbezogenheit, die niemand anderen als sich selbst ins Zentrum stellt. Doch auch das Sich-klein-Machen, die fieberhafte Suche nach der eigenen Schuld kann eine maskierte Form von Egoismus sein. So oder so bringen wir uns mehr ins Spiel, als es angemessen wäre.

Im Zentrum der Aufmerksamkeit

Ihr Mann hat schlechte Laune? Ihre Lebensgefährtin hat Migräne? Ihr Geliebter will nicht mit ins Kino? Besonders Frauen neigen dazu, in einer Beziehung, wie der Name bereits sagt, schnell alles auf sich zu beziehen und sich so immer wieder ins Zentrum der Aufmerksamkeit zu katapultieren. Denn die Vorstellung, dass wir bei der BEFINDLICHKEIT des anderen vielleicht GAR KEINE ROLLE spielen, ist für viele Menschen noch beängstigender als (unnötiger) Streit.

- Ist der Arsenicum-Typ krank, geht er schlecht damit um, wenn sich nicht alles um ihn dreht. Endlose Geschichten strömen aus ihm heraus: durchaus klug und amüsant – und dennoch nervtötend.
- Ignatia hat einen Hang zu überraschenden emotionalen Auftritten. Das Prinzip »aus einer Mücke einen Elefanten machen« könnte von diesem Typ erfunden sein. Seine Pläne zu durchkreuzen kann einer griechischen Tragödie ähneln. Im erkrankten Zustand ist er fast nicht in der Lage, irgendetwas NICHT persönlich zu nehmen!
- Der Silicea-Typ wird, einmal unbedacht zurückgewiesen, nie mehr einen zweiten Versuch zur Annäherung unternehmen.
- Eine weitere Form des Egoismus ist emotionaler Rückzug, den Aurum genauso gern zelebriert wie der Bryonia-Typ. Dieser wird darüber hinaus auch noch außerordentlich sauer, wenn man ihn aus seiner Höhle herauslocken will.

Es lohnt sich, ein wenig innezuhalten und mit einem gewissen Sinn für Humor zu überlegen, wer hier eigentlich gerade seinen großen Auftritt hat: Sie oder Ihre Schattenseite?

Landkarte der Seele

Der Zustand eines Menschen wird bis ins kleinste Detail, bis in die scheinbar bedeutungslosesten **VORLIEBEN** und **ABNEIGUNGEN** in den homöopathischen Arzneien abgebildet – so wie auf einer Fotografie oder Landkarte. Es gibt ein **SYSTEM** hinter dem wahrnehmbaren Chaos. Symptome, die scheinbar keinerlei Zusammenhang zeigen, wie Heißhunger auf Süßes, Husten beim Singen hoher Töne, Zittern und Hitzeunverträglichkeit, ergeben plötzlich das Bild eines Heilmittels: Argentum nitricum (Silbernitrat). Dieses Mittel kann auch helfen, wenn jemand immer alles hastig tun muss, ihm die Zeit zu langsam vergeht, er bisweilen an Melancholie und häufig an Flugangst leidet und außerdem auch noch immerzu eine schwere Krankheit befürchtet.

Erkennen, wer vor Ihnen steht

Welcher Typ ist Ihr Partner? Wie fühlt er oder sie? Was braucht er im Leben? Durch welche Brille schaut er auf die Welt? Was ist die Nummer 1 auf seiner Prioritätenliste? »Seltsam« kann in der Homöopathie ein wertvoller Hinweis sein: *Wenn ich mich mit einer meiner Freundinnen verabrede, fragt sie – immer und ausnahmslos – wo wir essen werden. Wenn sie das nicht weiß, reagiert sie panisch. Sie kann sich nicht vorstellen, wie man gelassen bleibt, wenn diese für sie alles entscheidende Frage ungeklärt ist. Damit nicht genug: Wenn man ihr Bedürfnis nach Nahrung nicht beachtet und sie Hunger bekommt, verwandelt sie sich von einer klugen, analytisch begabten Frau in eine Gift speiende Buschviper.* Ein Psychologe würde sagen, dass sie als Kind zu kurz gekommen ist, und da hätte er nicht einmal Unrecht. Denn mit ihr kämpften

> Für deinen Seelenfrieden musst du als Erstes vom Posten des Generaldirektors des Universums zurücktreten.
>
> [Eleanor Roosevelt | *Politikerin und Gattin des US-Präsidenten Franklin D. Roosevelt*]

drei Schwestern um das Essen auf dem Tisch. Ein Homöopath würde vielleicht sagen: Sie braucht Anacardium, das Mittel mit dem Symptom »extrem unleidlich, wenn er oder sie nichts zu essen bekommt«. Vor einem knappen Jahr hat sie ihren Traumprinzen kennen gelernt. Er sollte wissen, dass er sie besser nicht hungern lässt, wenn der Haussegen nicht schief hängen soll. Und sie müsste sich dem stellen, was hinter dem Kampf ums Essen liegt, und lernen, dass sie gut versorgt ist und dass in ihrem Leben von allem genug da ist.

Prägung während der Schwangerschaft

Man weiß seit langem, dass bereits die Schwangerschaft einen maßgeblichen Einfluss auf die geistige, seelische und körperliche Entwicklung eines Menschen nimmt. Wenn Sie Eltern mehrerer Kinder sind und die Schwangerschaften unterschiedlich verliefen – mit viel oder wenig seelischem oder körperlichem Stress –, dann können Sie nach der Geburt an jedem Kind nahezu jeden Adrenalinschub ablesen, den Sie selbst durchgemacht haben. Die Störungen, die dabei im Ungeborenen entstehen, können später bei der Wahl des richtigen homöopathischen Mittels eine Rolle spielen. Niemand kann mit Gewissheit sagen, ob die Qualität unserer Partnerschaft während der Schwangerschaft einen prägenden Einfluss auf die späteren Beziehungen unseres Kindes nimmt. Doch wir sollten davon ausgehen.

Altlasten entsorgen

Ein Sprichwort sagt: »Was unsere Eltern nicht für sich gelöst haben, das müssen wir als Kinder und später als Erwachsene in unserem eigenen Leben lösen.« Sonst geben wir die Altlasten wieder an die nächste Generation weiter. Das homöopathische Mittel, das unsere Eltern oder wichtigsten Bezugspersonen aufgrund ihrer Geschichte und traumatischen Erfahrungen zu einem bestimmten Zeitpunkt gebraucht hätten, um innerlich zu heilen, taucht in uns dann wieder auf, wenn diese Heilung nicht stattgefunden hat. Ihre Schmerzen werden zu unseren Schmerzen, ihre Ängste zu unseren Ängsten. Es ist unsere Herausforderung und Chance: Wir können über den familiären Kreislauf hinauswachsen, und die Homöopathie kann uns dabei unterstützen.

»Aber ich tu doch genau das Gegenteil von dem, was bei uns üblich war«, werden Sie vielleicht denken. Die schlechte Nachricht: Das Gegenteil von etwas findet immer noch auf derselben Skala statt – nur auf der anderen Seite. Die gute Nachricht: Wenn Sie verstehen, dass Sie immer noch am selben Haken hängen (auch wenn er aussieht wie das Gegenteil), können Sie schließlich das finden, was wirklich Ihr Eigenes ist. Schicht für Schicht finden Sie Ihr ursprüngliches Selbst.

1001 Definitionen von Liebe

Nach Liebe gefragt, wird ein Arsenicum-album-Typ etwas völlig anderes beschreiben als ein Sulfur-Typ (ab Seite 58, Die zwölf Typen der Liebe). Ihre Bedürfnisse, Vorlieben, Abneigungen und Ängste sind

INFO

Dasselbe Mittel für Gegensätze

In der Homöopathie taucht ein Mittel entweder in einer bestimmten Form auf – oder auch als ihr genaues Gegenteil. Zwei scheinbar völlig widersprüchliche Menschen mit gegensätzlicher Statur oder Natur und konträr gelagertem Verhalten können dennoch das gleiche Mittel brauchen! Geiz und Verschwendungssucht liegen auf einer Skala; ebenso rigorose Treue und Promiskuität. Der krank machende Faktor ist die Obsession, mit der wir unseren eigenen Weg verfolgen.

grundsätzlich anders. Arsenicum album braucht Ordnung und Struktur, Sauberkeit und klare Regeln. Sulfur ist ein kreativer Chaot, in dessen Arbeitszimmer sogar er selbst oft einen Kompass benötigt. Die meisten Krisen in einer Beziehung werden nicht aus Fakten gespeist. Vielmehr entstehen sie aus dem, was wir auf Grund unserer eigenen Konstitution erwarten und einfach auf den anderen projizieren. Wir kommen gar nicht auf den Gedanken, dass in dem Menschen, den wir lieben, ein komplett anderer Film abläuft. Wir erwarten es so wenig, wie wir erwarten würden, dass ein Hund plötzlich fliegt.

Lieben oder geliebt werden – worum geht es?

Eine Freundin hatte eine sehr lange und schmerzliche Beziehung mit einem Mann, der es mehr als alles andere liebte, geliebt zu werden. Schmeichelei, Anbetung, Komplimente. Es gab keinen Termin, von dem er nicht mit den Worten heimkehrte: »Sie waren so beeindruckt!« Von ihm natürlich. Es ging ihm nicht darum, Geschäfte abzuschließen. Es ging ihm auch nicht um die Partnerschaft mit ihr. Alles diente lediglich als Quelle, um seine abgrundtiefen Selbstzweifel zu stillen und seiner Eitelkeit zu schmeicheln. Je schlechter die Beziehung wurde und je wütender meine Freundin sich zurückzog, umso mehr versuchte er, die entstehende Lücke mit Sex zu kompensieren. Eine Situation, die nach dem Mittel Lycopodium verlangt. Die Arznei kann helfen, (wieder) zu fühlen, statt sich einfach nur eines anderen Menschen zu bedienen und auf diese Weise das eigene Minderwertigkeitsgefühl zu betäuben.

Unterschiedliche Erwartungen

Viele Menschen gehen davon aus, dass sie besonders mit ihrem Partner nahezu das gleiche Wertesystem und ein ähnliches Gefühlsspektrum teilen. Ein unter Umständen verhängnisvoller Irrtum. Für den einen ist Treue wichtig, für die andere Loyalität. Für sie zählen gemeinsame Unternehmungen, er will, dass jeder seine Freiheit behält. Er liebt Kinder, sie die Karriere. Sie braucht Plüsch, um das gemeinsame Nest zu polstern, er kühles Designer-Mobiliar, aus Angst vor zu viel häuslicher Gemütlichkeit. Für sie läuft nichts ohne Aufrichtigkeit. Er dagegen denkt, dass man nur wirklich wichtige Dinge bereden sollte, und dazu zählt für ihn niemals das Beichten von Seitensprüngen. Man vermutet die Antwort auf solche Differenzen nicht in der Homöopathie. Doch genau dort ist sie oft zu finden.

INFO

Sie sind nicht Ihre Gefühle

Lernen Sie zu begreifen, dass Sie nicht identisch mit Ihren Reaktionen und Gefühlen sind, sondern dass Sie sie lediglich haben. Wer den Unterschied erkennt, ist frei und kann jederzeit eine andere Wahl treffen.

Wo bleibt der gesunde Menschenverstand?

Die eigene homöopathische Konstitution kann in der Beziehung der Filter sein, der die Sicht zu verengen oder sogar komplett zu verstellen vermag. Sie kann nicht nur Krisen, sondern sogar Kriege heraufbeschwören. Die Chemie, die durch unserern Körper pulsiert, wenn wir streiten, vereitelt jegliche angemessene Reaktion. So kann die Marmelade, die nicht auf der zweiten, sondern auf der dritten Etage im Kühlschrank steht, quasi zum Sprengstoff für einen Mann werden, der vor der Scheidung steht. Die Seele leidet, und das gesamte innere System ist schon längst aus seiner natürlichen Umlaufbahn geflogen.

- Irgendeine Form von Ordnung aufrechtzuerhalten, und sei sie noch so banal, ist zum Beispiel für den Arsenicum-Typ oft seine letzte Zuflucht – auch wenn genau dieser Ordnungsfanatismus alle anderen in den Wahnsinn treibt.
- Eine Frau versucht vielleicht, ihren Partner mit Vollgas in den finanziellen Ruin zu treiben, besonders dann, wenn Angst vor Armut ihre eigene Schattenseite ist, wie zum Beispiel bei Aurum.
- Das Bedürfnis, eine neue Beziehung für den anderen für immer zu vereiteln, ist eine Strategie, die unter anderem der Lachesis-Typ verfolgen könnte. – Oder er probiert es eventuell mit der Drohung, dem anderen die Kinder wegzunehmen.

Wenn wir außer uns sind

Wir müssen nicht auf ein Symptom warten. Den anderen oder dessen Leben zerstören zu wollen, ist das Symptom. Die große Kunst ist in einem solchen Augenblick, über das eigene Verletztsein hinauszugehen. Zu erkennen, welche Botschaft – und welche Arznei! – eigentlich dahinter steckt, ist jedoch ein Spagat, der in solchen Fällen meist nur erfahrenen Homöopathen gelingt.

Szenen einer Ehe

Ich traf Dagmar Uhl zum ersten Mal in einem ihrer Paar-Seminare. Der Titel lautete »Die eigene Brille erkennen«.

Sie saß mit ihrem Mann vor dem Auditorium. Sie hatte eine Brille mit gelben Gläsern auf der Nase, er trug eine mit grünen. Für eine lange Zeit blickten sie sich einfach nur im Raum um, sahen sich gegenseitig an und nahmen alles in Augenschein, während die Teilnehmer mit zunehmendem Unbehagen auf ihren Stühlen herumrutschten.

*»Du bist ganz und gar gelb«, sagte sie schließlich heiter und lächelte ihn zärtlich an. Er lächelte zurück: »Und du grün, Liebling. Alles ist ganz grün.« Sie schüttelte nachsichtig den Kopf: »Nein, gelb.« Pause. Auf seinem Gesicht brauten sich Wolken zusammen, er zog die Mundwinkel verächtlich hoch: »*GRÜN.*«; sie seufzte genervt: »*GELB. *Du solltest mal deine Augen checken lassen.« Er schnappte zurück: »Oder du deine!«*

Szenen einer Ehe, Ihrer, meiner, nahezu jeder. Wenn wir weiterhin unseren grünen oder gelben Standpunkt vertreten, dann wird die Beziehungswelt genau das bleiben, was sie ist: grün oder gelb. Wer seinen eigenen Standpunkt weiter so vertritt, als hinge sein Leben davon ab, wird einen hohen Preis zahlen. Homöopathie kann helfen, die eigene Brille abzusetzen. Sie müssen sie nicht wegwerfen, sondern nur absetzen, um überhaupt zu erkennen, dass Sie eine Brille tragen! Sie können nicht sehen, was mit Ihnen und dem anderen geschieht, solange Sie diese Brille auf der Nase haben. Und wir dürfen auch nicht das, was wir sehen, für die einzig mögliche Wahrheit halten.

Die eigentliche Wahrheit ist nämlich diese: Sie müssen aktiv werden, sich dem jeweils anderen und Ihrer Beziehung VERPFLICHTEN und DISZIPLINIERT sein, um eine wirklich glückliche Partnerschaft zu führen; um sie von der Ebene, auf der Sie nicht länger miteinander sein wollen, auf die nächste zu heben. Psychologische Ratschläge, Trainings, Bestseller oder auch Tabletten wollen uns oft glauben machen, es wäre möglich, den Schmerz nicht mehr zu fühlen, den die Liebe mit ihren Missverständnissen, Krisen und Trennungen hervorrufen kann. Eine Illusion, die uns in gefährliche Gewässer manövriert hat, an deren Ende dramatisch wachsende Scheidungsraten stehen.

Gefährliche Illusionena

- Wir bestehen darauf, dass der andere unser Unbehagen oder die Langeweile vertreibt.
- Wir hoffen, dass wir uns nie wieder unsicher oder allein gelassen fühlen werden.
- Wir laufen davon, wenn der andere nicht so funktioniert, wie wir es von ihm erwarten.
- Wir denken, etwas läuft falsch, wenn wir nicht täglich miteinander etwas Außergewöhnliches erleben.
- Wir glauben, Krisen seien Zeichen des persönlichen Versagens und müssten unter allen Umständen vermieden werden.
- Wir erwarten ein Leben ohne erschütternde Enttäuschungen.

Doch eine Partnerschaft, die keine Hitze entwickeln kann, läuft Gefahr, an innerer Vergiftung zu sterben. So wie ein Körper, der kein Fieber entwickelt, ein zigfach erhöhtes Risiko hat, an Krebs zu erkranken. Der homöopathische Weg bedeutet, Säen und Ernten zu akzeptieren, Werden und Vergehen, Licht und Schatten, Zweisamkeit und Einsamkeit. Und zwar innerhalb der Partnerschaft. Er bedeutet, dass wir dies verstehen: Glück ist, wenn wir genau das Leben lieben, das wir haben.

INFO

Der homöopathische Weg ist anders

Er bedeutet, sich für die Arbeit an der Liebe zu entscheiden, für Offenheit und Verletzlichkeit. Er kennt die reinigende Wirkung von Heilkrisen.

Wenn wir still werden, das innere Geschnatter abstellen und das, was ist, akzeptieren wie es ist – ohne Bewertungen –, dann können wir erst erkennen, wie es um unsere Partnerschaft tatsächlich bestellt ist.

Es kann sein, dass eine Trennung am Ende die beste aller Möglichkeiten ist, um das Gute der Beziehung in eine andere Form der Liebe hinüberzuretten. Es kann ebenso geschehen, dass wir den anderen zum ersten Mal nicht mit verliebten, sondern mit liebenden Augen anschauen und ihn wirklich genau so wollen, wie er ist.

Sicher ist: Wenn einer der Partner mit Homöopathie beginnt, dann gerät die komplette Dynamik zwischen den beiden in Schwingung. Wie Wasser sucht sie sich ihren Weg, selbst durch das härteste Gestein festgefahrener Verhaltensmuster. Richtig gewählt, löst die Arznei genau den Impuls aus, der den wohlbehüteten Panzer knackt.

Der Ausgang ist ungewiss – und oft überraschend

Nach einer einzigen Gabe Pulsatilla wechselte ich meinen Beruf und versetzte damit meine Familie in ziemliche Aufregung. Für einige Jahre gab ich das Schreiben und den Journalismus auf. Ich hörte auf, es jedem recht machen zu wollen, und bekam den absoluten Freiheitsdrang. Ich begann, Südostasien zu bereisen, während ich früher gerade mal mit meinen Kindern bis nach Föhr kam. Ich eröffnete einen Großhandel, ohne zu wissen, wie man Mehrwertsteuer berechnet, kaufte neue Kollektionen in Italien ein und war damit auch noch erfolgreich. Innerhalb von sechs Monaten mutierte ich von der Super-Hausfrau und Mutter zur Karrierefrau. Die Rückenschmerzen verschwanden übrigens schlagartig. Niemand war überraschter als ich selbst.

Was kann Homöopathie für ein Paar bewirken? Mein Beispiel. Und noch viel mehr. Von einem wirklichen Neuanfang bis zur Scheidung ist alles drin. Der Partner ist nicht zwangsläufig begeistert, wenn das vertraute Beziehungsleben plötzlich eine Kehrtwende macht.

Alles bleibt anders

Ich habe nie verstanden, wie man sagen kann, dass Homöopathie keine Nebenwirkungen hat. Sie erfasst das ganze System eines Menschen, wenn das Mittel richtig gewählt ist. Nicht nur das vordergründig sichtbare Symptom verändert sich, sondern auch die Dynamik, die dahinter liegt. Das mag erschreckend erscheinen. Doch zugleich löst Homöopathie nichts aus, was nicht als Möglichkeit bereits unter der Oberfläche vorhanden ist.

Der eine findet schlagartig von innerer Zerrissenheit zu tiefer Ruhe und Gelassenheit zurück. Für den anderen kann eine homöopathische Behandlung bedeuten, dass die auf Hochglanz polierte Oberfläche seines Lebens erst Sprünge und dann tiefe Risse bekommt. Darunter kommen vielleicht Ängste zutage, die nach Antworten verlangen, und Forderungen, die nie zuvor gestellt wurden.

Was dann jedoch geschieht, hat etwas wunderbar Heilsames. Die Homöopathie kann äußerst befreiend wirken – nicht zuletzt deshalb, weil sie uns ermutigt, mit einigen der sinnentleerten Vorstellungen von Partnerschaft gründlich aufzuräumen und stattdessen unseren ganz eigenen Weg zu zweit zu finden.

» Nicht die Dinge selbst sind es,
die uns beunruhigen,
sondern nur unsere Vorstellung
von den Dingen. «

[Epiktet | *griechischer Philosoph*]

Sie selbst sind das Wunder, auf das Sie immer gewartet haben

Manchmal ist das Mittel richtig, aber der Zeitpunkt falsch. Manchmal ist der Zeitpunkt richtig, aber unsere Seele ist dennoch nicht in der Lage, die notwendigen Schritte zu vollziehen, die das Mittel initiieren könnte. Es wird nur das passieren, was reif ist und was wir auch tragen können. Körper und Seele müssen bereit sein zu Wachstum und Heilung, ein Phänomen, das auch viele Schulmediziner immer wieder beschreiben.

»Wenn der Patient nicht bereit ist, gesund zu werden«, sagte mir der Chefarzt einer der renommiertesten Unfallkliniken Europas in einem Interview, »dann können wir mit der allergrößten Kunst nichts ausrichten. Und Patienten, bei denen wir kaum Hoffnung haben, überstehen selbst die allerschlimmsten Verletzungen, wenn nur ihr Lebenswille groß genug ist.«

Der inneren Stimme vertrauen

Wann Sie bereit sind für große Entwicklungsschritte, weiß nur Ihre Seele allein. Ganz besonders dann, wenn es um schmerzliche Trennungen geht. Die Homöopathie kann eine Beziehung nicht reparieren. Doch es gibt verschiedene Mittel, die auch bei allergrößtem Liebeskummer hervorragende Dienste leisten:

- Phosphoricum acidum zum Beispiel, wenn Sie sich völlig erschöpft und ausgelaugt von Ihrem Kummer fühlen.
- Ignatia beispielsweise, wenn Sie von einem Weinkrampf in den nächsten stolpern.
- Natrium chloratum, wenn es für Sie einfach unmöglich ist, das Erlebte zu vergessen und zu verzeihen.
- Staphisagria, wenn Sie sich immer wieder alles und selbst das Unerträglichste gefallen lassen.

Es wäre dennoch falsch, eine Trennung von einem ehemals geliebten Menschen homöopathisch beschleunigen zu wollen. Die innere Stimme sagt Nein, bis die Zeit für einen endgültigen Bruch gekommen ist. Ähnlich ist es mit Versöhnungen. Solange noch Groll, Beschuldigungen und ungeheilte Verletzungen da sind, kann auch das beste homöopathische Mittel die Dinge nicht in liebende Güte verwandeln. Von allen Qualitäten, die wir im Leben erlangen können, ist aufrichtiges Verzeihen die schwerste.

Sich selbst in diesem Erkenntnisprozess zu überholen, würde lediglich bewirken, dass Sie (verdrängte) Konflikte in die nächste Partnerschaft »verschleppen« wie eine nicht ausgeheilte Infektion. Der nächste Rückfall kommt bestimmt, weil der Erreger noch immer irgendwo lauert – und dann schlimmer als zuvor!

Warum eigentlich immer ich?

»Warum passiert mir das schon wieder?«, fragen wir, wenn eine Liebe zerbricht. Es passiert, weil wir noch nicht verstanden haben, worum es beim letzten »Super-GAU« wirklich ging. Wir denken noch immer, es läge am anderen.

Wann ist eine Liebe ernsthaft gefährdet? Gibt es Anzeichen? Und könnten Sie das Rad zurückdrehen und noch einmal von vorn anfangen? Ja, das ist möglich!

Homöopathie kann in der Partnerschaft ein großartiger Helfer sein! Doch eine Regel lautet: Die Lebenskraft muss noch auf das Mittel antworten. Wenn diese schon so geschwächt ist, dass der Organismus nicht mehr zu reagieren vermag, dann können Sie auch in einer Beziehung nur noch auf ein Wunder hoffen! Damit Sie rechtzeitig erkennen, wie stark Ihre Beziehung ist und welchen Gefahren Sie Ihre Liebe aussetzen, kreuzen Sie bitte im folgenden Test an, was auf Sie zutrifft, und lesen Sie die Erklärungen zu den Antworten auf Seite 40.

Wie stabil ist unsere Beziehung?

Fördert Ihr Partner Sie dahingehend, dass Sie Ihre Ziele verwirklichen können?

Wissen Sie immer schon im Voraus, was Ihr Partner als Nächstes sagen wird?

Beginnt die Kommunikation zwischen Ihnen sofort mit einem Angriff?

Ist Ihr Partner unzuverlässig, indem er nicht das tut, was er sagt?

Bedankt der andere sich für Dinge, die Sie für die Beziehung, die Familie und für ihn tun?

Fühlen Sie sich häufig kritisiert?

Ignoriert Ihr Partner Sie in Gegenwart von anderen Menschen?

Haben Sie Körperkontakt und tauschen Sie Zärtlichkeit aus, ohne dass sexuelle Absicht dahinter steckt?

Haben Sie ständig das Gefühl, sich rechtfertigen zu müssen?

Vergleicht er Sie ständig mit Ihrer Mutter (wenn Sie eine Frau sind) oder Ihrem Vater (wenn Sie ein Mann sind)?

Hört Ihr Partner Ihnen zu, ohne Sie zu unterbrechen?

Verspannen sich Ihre Muskeln in der Gegenwart Ihres Partners?

Überrascht Ihr Partner Sie an besonderen Tagen mit dem, was Sie sich wirklich wünschen?

Haben Sie das Gefühl, in Ihren Problemen zu ertrinken?

Haben Sie Angst, dass Ihr Partner Ihnen untreu ist?

Kennt der andere Ihre drei wichtigsten Werte im Leben?

Drehen sich Ihre Gespräche hauptsächlich um geschäftliche Belange oder darum, Ihre Familie zu organisieren?

Haben Sie überwiegend schlechte Erinnerungen an gemeinsame Erlebnisse?

Haben Sie das Gefühl, sich blind auf Ihren Partner verlassen zu können?

Verbergen Sie zunehmend Ihre aufrichtigen Gefühle oder Tränen?

Glauben Sie nicht mehr daran, eine Lösung zu finden?

Haben Sie gemeinsam Freude an Dingen, die nur Ihnen beiden gehören und/ oder die nur Sie beide verstehen?

Spielen Sie auf Gesellschaften das glückliche Paar und streiten anschließend auf der Heimfahrt?

Schweigen Sie, wo Sie eigentlich reden müssten?

Nimmt Ihr Partner Sie ernst, wenn Sie von einem Problem erzählen?

Verbergen Sie den Zustand Ihrer Beziehung vor Familie und Freunden, oder reduzieren Sie sogar den Kontakt, weil Sie sich schämen?

Spüren Sie zunehmend Angst vor dem anderen, oder hegen Sie ihm gegenüber vielleicht Groll?

Mag er Ihre äußere Erscheinung und sagt das auch?

Reden Sie ins Leere hinein, ohne vorher Augenkontakt mit Ihrem Partner aufzunehmen?

Behandelt Ihr Partner Sie – oder Sie ihn – mit Verachtung?

Auflösung

- Mit jedem Ja im grünen Bereich verfügen Sie über eine Ressource, die Ihre Beziehung unterstützt und stärkt. Wenn Sie nicht alle grünen Kreise angekreuzt haben, können Sie die Lücken dennoch als Anregungen nutzen, um die Verbundenheit in Ihrer Partnerschaft weiter auszubauen.
- Mit jedem Ja im gelben Bereich laufen Sie Gefahr, dass sich zwischen Ihnen Groll, Einsamkeit und Vorbehalte aufbauen. Die beiden größten Risikofaktoren sind die Gewöhnung und die mangelnde Aufmerksamkeit für die Bedürfnisse des anderen. Ein einziges Ja kann sich im Lauf der Zeit zum Killer in Ihrer Partnerschaft entwickeln, je nachdem, ob der andere in diesem Bereich verletzlich ist oder eher robust. Sie sollten in jedem Fall mit dem anderen abklären, wie viel negative Bedeutung das jeweilige Verhalten in Ihrer Partnerschaft hat. Suchen Sie dann gemeinsam nach Ideen, wie Sie das für Sie beide positiv verändern können, was im Weg ist. Schauen Sie bitte auch bei den Akutmitteln (→ ab Seite 136) nach, ob Sie vielleicht ein immer wiederkehrendes und an den Nerven (auch an denen des anderen) zehrendes Problem haben. Fragen Sie im Zweifelsfall immer einen Experten.
- Mit jedem Ja im roten Bereich sind Sie auf dem Weg zu einem Super-GAU innerhalb Ihrer Beziehung. Das bedeutet: Jedes einzelne Ja ist das unübersehbare Symptom einer massiven Krise, die in einer Trennung münden kann. Und es weist darauf hin, dass Sie (oder auch Ihr Partner) zutiefst verletzt sind und die Kommunikation nahezu komplett zusammengebrochen ist.

Gibt es einen Ausweg in der Homöopathie? Vielleicht. Aber nicht ohne die Erfahrung eines entsprechend ausgebildeten Therapeuten. Ähnlich wie bei einer chronischen Krankheit sollten Sie auch bei einer chronisch gewordenen Beziehungskrise nicht versuchen, die Symptome selbst zu behandeln. Es würde die Situation unter Umständen verschlimmern.

Entscheidung zum Neuanfang

Was bedeutet ein Neuanfang wirklich? Er bedeutet, die alten Mechanismen gehen zu lassen. Das, von dem wir wissen, dass es bösartig und zerstörerisch auf uns oder den anderen wirkt. Das klingt leicht. Und dennoch ist es gar nicht so einfach, vertraute Gewohnheiten aufzugeben. Selbst dann nicht, wenn sie überhaupt keinen Sinn mehr ergeben. Dass alte Verhaltensmuster immer wieder zum Bekannten zurückführen und Aufbruch verhindern, ist eine Regel, die selbst die klügsten Menschen in ihrer Partnerschaft oft außer Acht lassen! Veränderungen dagegen lassen Unbekanntes zu. Das mag zunächst Angst hervorrufen, bietet aber die Chance, dass überhaupt etwas Neues oder Besseres entstehen kann.

Haben Sie Mut, es gibt nichts zu verlieren. Sie gewinnen sich und vielleicht Ihre Partnerschaft zurück. Sie bekommen die Chance, von einer oberflächlich verliebten und krisenanfälligen Beziehung in die tieferen Gewässer der Liebe vorzudringen, in denen Sie nicht mehr so schnell auf Grund laufen.

Wann wird es Zeit für ein Mittel?

Homöopathie ist keine Medizin, mit der Sie sich in der Partnerschaft vor Ärger oder Kummer schützen können. Zumindest nicht auf kurze Dauer gesehen. Sie wird nicht präventiv eingesetzt. Bevor nicht die ersten Symptome auftauchen, können Sie auch keine passende Arznei finden. Sie sind die Schatzkarte auf Ihrer Entdeckungsreise zu sich selbst.

In diesem Sinn sind in der Homöopathie alle Anzeichen gut und wertvoll. Sie müssen nicht unterdrückt oder verhindert, sondern verstanden und als Hinweise genutzt werden. Wenn Sie das erkennen, was fehlt, und in der Lage sind, es in Ihr Leben zu integrieren, dann verschwinden meist auch die Beschwerden.

Vorsicht – Versuchung!

Wenn das System der Homöopathie erst einmal durchschaut ist, dann liegt die Versuchung nahe, sich schon bei den kleinsten Anzeichen immer gleich ein Kügelchen zu geben.

- Kontrollzwang? Ein bisschen Arsenicum wird's schon richten.
- Heulanfälle? Ignatia!
- Wutausbrüche – wo ist das Nux vomica?!
- Existenzangst, mit der Sie nicht nur den Partner, sondern die ganze Familie verrückt machen? – Her mit dem Bryonia-Fläschchen.

Doch jeder klassische Homöopath würde sich bei solch einem Vorgehen die Haare raufen. Denn damit wäre auch die Homöopathie nichts weiter als eine schnelle Reparaturmedizin, die mehr auf die Bekämpfung oberflächlicher Symptome zielt als auf die Behandlung tiefer liegender Ursachen.

Solange Sie sehen können, was Sie selbst zu Ihrer Beziehungskrise beitragen, brauchen Sie im Prinzip kein Mittel. Die Erkenntnis ist das Mittel. Ungesund sind jedoch folgende Symptome oder Annahmen:

- → Ich bin derjenige, der dafür sorgt, dass unsere Beziehung klappt.
- → Ich bin fest davon überzeugt, dass mein Partner die Hauptschuld an allem trägt.
- → Wenn ich an ihn/sie denke, dann überwiegend im Groll.
- → Ich kann nicht aufhören, mich zu rechtfertigen.
- → Ich kann nicht aufhören, den anderen innerlich zu beschuldigen.
- → Die Krise beherrscht mein ganzes Denken.
- → Ich will es dem anderen heimzahlen.
- → Der andere soll sehen, dass ich Recht habe oder hatte.
- → Ich trage keine Verantwortung für den aktuellen Zustand.
- → Ich werde öfter als früher krank.
- → Ich fühle mich öfter traurig und wütend als glücklich.

- Ich habe Angst, den Mund aufzumachen.
- Wenn ich erst mal loslege, kann ich nicht mehr aufhören zu jammern und zu schimpfen.
- Ich kenne mich selbst nicht mehr und fange an, mich für mein Verhalten zu hassen.
- Die Krise hat Auswirkungen auf die Kinder/meine Arbeit.

Wenn Sie sich nur in einer einzigen Aussage erkennen, dann ziehen bereits schwere Wolken an Ihrem Beziehungs-Horizont auf.

Hilfe in Sicht

Für jede dieser (Re-)Aktionen gibt es ein homöopathisches Mittel. Es kann keinen anderen Menschen aus Ihnen machen, aber bewirken, dass Sie überhaupt sehen, wie Sie handeln und dass Sie dem Partner, sich selbst und vor allem der Beziehung schaden. Es unterstützt Sie darin, über Ihr bisheriges Verhalten hinauszuwachsen, größer zu werden als das Problem, das Sie gerade feststecken lässt.

Wenn Sie die ganze Kraft der Homöopathie nutzen möchten, streichen Sie Sätze wie »Ich bin eben so« oder »Ich bin zu alt, um mich zu verändern« aus Ihrem Sprachgebrauch und aus Ihrer Partnerschaft. Denn mit Homöopathie zu arbeiten heißt, Veränderung zu wünschen, sie einzuladen und bereit zu sein, sie auch zu vollziehen.

Wer fängt an?

Ein neues Verhalten fällt nicht über Nacht vom Himmel. Wenn Sie etwas haben wollen, was Sie noch nie gehabt haben, müssen Sie etwas tun, das Sie noch nie getan haben. Fangen Sie bei sich selbst an. In der Liebe müssen Sie bereit sein, die vollkommene Verantwortung für Ihr Verhalten zu übernehmen. Sie sind gefordert zu sehen, was Sie selbst zu der Qualität oder auch zu der Katastrophe in Ihrer Beziehung beitragen. Genau dort liegt Ihre größte Chance.

3 Die zwölf Typen der Liebe

→ Es sind die ganz normalen Dinge, die wir Tag für Tag und ohne darüber nachzudenken immer wieder tun, die den Weg zum richtigen Mittel weisen. Das Offensichtliche liegt direkt vor unseren Augen. Wir müssen sie nur für uns selbst und den anderen öffnen.

Welcher Typ sind Sie in Ihrer Partnerschaft?

3

Wenn Sie zum ersten Mal zum Homöopathen gehen, wird er Ihnen Fragen stellen, über die Sie sich vielleicht wundern: Schlafen Sie lieber bei offenem oder geschlossenem Fenster? Essen Sie lieber Schokolade oder Gewürzgurken? Hängen Ihre Füße nachts aus dem Bett, oder mummeln Sie sich bis zur Nasenspitze ein?

Wenn Sie die Testfragen ab Seite 49 beantworten, vertrauen Sie Ihrer Intuition, und denken Sie nicht erst nach. Weil die meisten Menschen bis zu einem gewissen Grad blind sind für ihre Eigenarten, haben wir den Test so angelegt, dass Sie ihn für Ihren Partner beantworten und er den Test für Sie.

Sollten Sie gerade allein leben, fragen Sie eine/n Freund/in, der/dem Sie am meisten in Beziehungsfragen trauen und die/der Ihre Eigenarten und Dramen in Partnerschaften am besten kennt. Erliegen Sie jedoch nicht der Versuchung, Ihre/n Ex zu fragen! Lernen Sie mehr über sich. Lassen Sie sich überraschen, wie der andere Sie einschätzt.

Das erste Mittel

Sie werden Ihre Kreuzchen wahrscheinlich nicht nur bei einer einzigen Farbe erhalten haben. Aber eine wird dominieren. Das richtige homöopathische Mittel ist immer das, was am unmittelbarsten mit Ihrer aktuellen Situation zu tun hat. Vertrauen Sie Ihrem Bauch! Falls tatsächlich zwei oder mehr Mittel gleich stark gewichtet sind, beginnen Sie mit dem, was im Augenblick am meisten drückt.

Das Leben ist wie eine Zwiebel

Das zeitliche Auftauchen der unterschiedlichen Arzneien auf der Landkarte unseres Lebens hat damit zu tun, wie sich die körperlichen, seelischen, emotionalen und geistigen Einflüsse mit den »Zutaten« mischen, die wir mit auf die Erde gebracht haben. Von Geburt an bildet sich – wie bei einer Zwiebel – Schicht um Schicht, jede zutiefst geprägt von dem, was wir an Bindung, Liebe, Geborgenheit, Strafe, Angst, Zurückweisung oder Nahrung erfahren haben. Wie wir als Ergebnis davon handeln und wer wir in Wirklichkeit sind: Das sind meist zwei verschiedene Paar Schuhe.

SCHICHT FÜR SCHICHT: Die Homöopathie gibt dem Körper und der Seele quasi einen energetischen Impuls, damit er sich wieder an seine ursprünglich reine Lebensenergie erinnern und das heilen kann, was im Weg steht. So wird Schritt für Schritt die jeweilige Schicht bearbeitet, auf der unser Leben und der Selbstausdruck ins Stocken geraten sind, und zwar von außen nach innen. Die Symptome, die jeweils aktuell auftauchen, sind der Wegweiser, was als Nächstes »dran« ist. Daraus erklärt sich, warum das Mittel im Lauf der Behandlung wechseln wird. Mit der Lösung eines Konfliktes verschwindet das jeweilige Konstitutionsmittel jedoch nicht einfach; sein Prinzip erscheint stattdessen in seiner gesunden Form. Manchmal muss die Einnahme auch zu einem späteren Zeitpunkt und unter anderen Umständen wiederholt werden.

Stolpersteine wegräumen

Während unseres Wachstums haben wir sicher nicht auf jeder Schicht, aber doch auf einigen Traumata erlitten. Manche sitzen so tief, dass ihre destruktive Energie bis in die Gegenwart der aktuellen Partnerschaft reicht. Es ist wichtig, die größten Steine nach und nach zu erkennen und aus dem Weg zu räumen.

Blinde Flecken

Oft stecken wir den Kopf in den Sand, als gäbe es keinen besseren Ort auf dieser Welt. Es ist schwer zu sagen, ob es sich bei diesem frommen Selbstbetrug um eine Gnade der Natur handelt, weil es zu schmerzlich wäre, neben den Fehlern des anderen auch die eigenen zu sehen. Oder ob die eigene Ignoranz einfach Ausdruck einer generellen Weigerung ist, ernsthaft an der Liebe und damit zwangsläufig an sich selbst zu arbeiten. Vermutlich trifft beides zu.

In jedem Fall sind die blinden Flecken, die den Blick auf die Wahrheit hinter unserer ganz persönlichen Beziehungsdynamik verstellen, ernsthafte Hindernisse für das Wachstum der Liebe. Es ist äußerst nützlich, davon auszugehen, dass jeder Mensch diese blinden Flecken hat. Selbst Buddha ließ seine Frau in der Nacht sitzen, als sie sein Kind gebar. Nobody is perfect.

Bewertungen aufgeben

Wie auch immer wir in der Liebe agieren: Keine Strategie ist besser oder schlechter als die andere. Sie sind alle Strategien – egal, ob Sie nun das liebe kleine Mädchen sind, das selbstlose Aschenputtel oder der bestätigungssüchtige Frauenheld. Es ist einfach nur das, was wir gelernt haben. Oder das, was uns geholfen hat, unseren Platz in der Familie, der Schule oder unter Freunden zu behaupten. Die Homöopathie hilft uns, diese Strategien besser zu erkennen und den Mut zu entwickeln, etwas Neues auszuprobieren. Etwas, das UNSEREM WAHREN WESEN mehr entspricht.

Nichts zu bewerten ist eine wichtige Voraussetzung, um überhaupt das richtige Mittel zu finden. Denn häufig weisen wir genau das am stärksten zurück, was uns vielleicht am meisten helfen könnte. Es ist wie bei körperlichen Wunden. Wenn wir drücken und es schmerzt, dann kommen wir der inneren Verletzung nahe.

Mit der Homöopathie beginnt ein Weg, sich wieder zu finden, ohne an den Dingen kleben zu bleiben, die angeblich mit uns nicht in Ordnung sind.

Die innere Wunde heilen

Eine Freundin von mir bekam nach 17 Jahren den Laufpass von ihrem Freund, der nie einen Zweifel daran gelassen hatte, dass sie eigentlich unter seinem Niveau sei. Wie Henry Higgins versuchte er deshalb unermüdlich, eine moderne Version von Eliza Doolittle aus ihr zu machen.

Ihr Temperament ist, vorsichtig ausgedrückt, feurig. »Ich weiß nicht, was der Typ von mir will«, tobte sie und schlug mit der Faust auf den Tisch. »Immer meckert er an mir rum und sagt, wie aggressiv ich bin. Dabei will ich nur Frieden!« Während sie vor Wut bebte, kam ein Kollege hinzu und bot ihr einen Keks an. Ihre Augen durchbohrten ihn geradezu. »Du weißt ganz genau, dass ich keine Kekse esse!!!« Er trollte sich wie ein geprügelter Hund. »Das macht er extra«, zischte sie, »und dann wundert er sich auch noch, wenn ich sauer werde.«

Sie ist felsenfest davon überzeugt, dass es keinen sanftmütigeren Menschen gibt als sie. Und unter all ihren vulkanartigen Zornesausbrüchen stimmt das vielleicht sogar. Ihre brüske Schale ist für sie der einzige Weg, um ihre innere Wunde zu schützen: die lebenslange Angst, nie gut genug zu sein und deshalb keinen Respekt zu verdienen.

Bei den zwölf Typen der Liebe geht es darum, solche Wunden zu heilen.

Mit Erfahrung und viel Geduld können Sie diesen Verletzungen die Macht nehmen, mit der sie Ihre Beziehungen zerstören.

Beantworten Sie nun die folgenden Fragen für Ihre/n Partner/in – und umgekehrt –, um herauszufinden, welcher Konstitutionstyp er/sie und Sie selbst sind. Wegen der besseren Lesbarkeit finden Sie dort nur die männliche Form »der Partner« und »er«.

Der große Konstitutionstypen-Test:
Kreuzen Sie je eine Antwort an,
was typisch für Ihren Partner ist.

1. Kann Ihr Partner zugeben, dass er einen Fehler gemacht hat?
- Ab und zu
- Streitet darüber
- Gibt alles zu, auch wenn es gar nicht sein Fehler war
- Meint, er macht selten Fehler
- Schweigt dazu
- Kann erst nach einer Weile Fehler eingestehen
- Ist beleidigt
- Zieht den Konflikt ins Lächerliche
- Dreht die Sache um, so dass am Ende Sie schuldig sind
- Reagiert verächtlich
- Ja
- Nein

2. Kann er Kritik vertragen?
- Ab und zu
- Streitet darüber
- Weint
- Ist ärgerlich
- Ist beleidigt
- Fängt an, von etwas ganz anderem zu reden
- Dreht den Spieß um
- Redet sich raus
- Muss genau wissen, was der Kritikpunkt ist
- Verlässt den Raum
- Ja
- Nein

3. Kann er über sich selbst sprechen?
- Nur mit dem gleichen Geschlecht
- Nur unter Alkohol
- Nur mit Freunden
- Nur mit Fremden
- Erst, wenn er eine Zeit darüber nachgedacht hat
- Hält dies für »Psychomist«
- Es gibt nichts über ihn zu reden
- Nur über seine Krankheit
- Nimmt sich selbst nicht ernst
- Ärgerlich, wenn auf sich selbst angesprochen
- Ja
- Nein

4. Kann Ihr Partner wiederholen, was Sie gerade im Gespräch gesagt haben?
- Teilweise
- Ist ärgerlich
- Hält die Bitte darum für Kritik
- Macht das Ansinnen lächerlich
- Fühlt sich nicht respektiert bei der Frage
- Will nicht zeigen, dass er das nicht wiederholen kann
- Kann wiederholen, aber ohne Gefühl
- Kann alles sehr gefühlvoll wiedergeben
- Ängstlich, nicht das Richtige zu sagen
- Gereizt beim Wiedergeben
- Ja
- Nein

5. Wie reagiert er auf Abweisung?

- Akzeptiert sie
- Wird ärgerlich
- Argumentiert
- Macht den anderen verantwortlich
- Weint
- Verlässt den Raum
- Ist beleidigt
- Will genau wissen, warum
- Sticht zu aus dem Hinterhalt
- Macht dem anderen Vorwürfe
- Mag keine Anweisungen
- Will den anderen mit Argumenten vom Gegenteil überzeugen

6. Dreht Ihr Partner sich nach dem Sex einfach auf die Seite?

- Will kuscheln
- Geht und raucht eine
- Liest
- Schaut fern
- Beachtet den anderen nicht mehr
- Verlangt nach Harmonie
- Fängt Streit an
- Geht duschen
- Fragt: »War der Sex gut?«
- Fragt: »War ich gut?«
- Ja
- Nein

7. Kann er sich schnell entscheiden, z. B. beim Einkaufen?

- Ab und zu
- Will es recht machen
- Überlegt lange und wägt alles ab
- Ja, wenn es um ihn geht, bei anderen muss er länger nachdenken
- Ist leicht abzulenken
- Handelt unüberlegt
- Will, dass es nichts kostet
- Springt von einem Thema zum anderen
- Von sich selbst überzeugt
- Will alles kontrollieren
- Ja
- Nein

8. Wie benimmt er sich in Gesellschaft?

- Unterhaltsam
- Niemand anderes kommt zu Wort
- Schweigsam
- Macht den Clown
- Spricht nur, wenn er direkt angesprochen wird
- Muss im Mittelpunkt stehen
- Hat immer Gegenargumente
- Kontrolliert
- Übernimmt Meinungen von anderen
- Beherrscht
- Hört gut zu
- Mürrisch und will nach Hause

9. Wie verhält er sich im Beruf?

- Pflichtbewusst
- Arbeit geht vor
- Faul
- Angepasst
- Arbeitet nur nach dem Lustprinzip
- Von Autoritäten bestimmt
- Überheblich
- Ausgeglichen
- Gleichgültig
- Sehr korrekt, alles an seinem Platz
- Lieb, brav und nett
- Alles logisch aufgebaut

10. Wie geht Ihr Partner mit der Familie um?

Fürsorglich
Liebevoll
Familie ist das höchste Glück
Nachlässig
Liebt die Familie, will aber nichts dafür tun
Ist ständig in Sorge um die Familie
Ist ihm alles zu viel
Kontrollierend
Eifersüchtig
Alte Traditionen sind wichtig
Will alles recht machen
Aufopfernd, geht über seine Grenzen hinaus

11. Wie verhält der Partner sich in Auseinandersetzungen?

Ärgerlich
Weint
Ist beleidigt
Schweigsam
Geht Auseinandersetzungen aus dem Weg
Gibt nach
Verlässt den Raum
Ist sachlich
Hat sowieso immer Recht
Überheblich
Möchte über andere bestimmen
Gereizt und wirkt bedrohlich

12. Was tut Ihr Partner, wenn er krank ist?

Jammert
Wird schweigsam
Ist genügsam
Will nicht allein sein
Will allein gelassen werden, aber mit jemandem in der Nähe
Braucht viel Fürsorge
Kann es nicht ertragen, krank zu sein
Will nicht zum Arzt
Fühlt sich bestraft von der Krankheit
Will allein sein
Fühlt sich schuldig
Braucht viel Aufmerksamkeit

13. Kann er um Hilfe bitten?

Ab und zu
Macht alles allein
Hält sich für zu gut, um nach Hilfe zu fragen
Niemand kann es ihm recht machen
Fragt nicht direkt – erwartet aber Hilfe
Fragt, aber in einem Nebensatz
Hat einen leidenden Blick dabei
Nur, wenn es ihn nicht betrifft
Gereizt, wenn er fragt
Erwartet Hilfe, ohne zu fragen
Ja
Nein

14. Ist Ihr Partner ehrlich?

Ab und zu
Hält sich für ehrlich, lügt aber
Sagt die Wahrheit hinten herum
Schweigt, um Konfrontationen aus dem Weg zu gehen
Ja, unter Alkohol
Ist verletzend in seiner Ehrlichkeit
In sachlichen Dingen
Konfliktscheu
Möchte alles gleich geregelt haben

3

Kurz, schmerzhaft und gereizt
Ja
Nein

15. Ist er zuverlässig?

Bei genauen Anweisungen ja
Nur bei Dingen, die ihm wichtig sind
Im Job
Ja, und zwar zu 100 % akkurat
Ja für sich selbst und den anderen gleich mit
Nimmt es nicht so genau
Sehr zuverlässig, wenn es die Familie betrifft
Eher gleichgültig
Um der Harmonie willen ja
Ja, weil er denkt, das schuldet er sich selbst
Ja
Nein

16. Ist Ihr Partner großzügig?

Ab und zu
Ist kleinlich
Viel zu großzügig
Mit sich selbst schon, aber nicht mit anderen
Verspricht viel, aber hält nichts ein
Gibt alles und vergisst sich dabei selbst
Unter bestimmten Bedingungen
Von oben herab
Zwanghaft
Großzügig, wenn es vorher genau besprochen ist
Ja
Nein

17. Ist er schnell beleidigt?

Zeigt es mit Überheblichkeit
Ist beleidigt, zeigt es aber nicht
Reagiert verärgert
Weint schnell
Spricht tagelang nicht
Verzeiht nicht
Kann nicht ruhen, bis die Sache geklärt ist
Wird schweigsam
Wird unruhig und putzt
Ist zuerst ärgerlich
Ja
Nein

18. Wie isst Ihr Partner?

Schnell
Langsam
Schaut, dass der andere genug hat
Lobt die Mahlzeit
Bekleckert sich
Spricht mit vollem Mund
Lobt nicht, beklagt sich eher
Isst schweigend
Mag lieber kaltes Essen
Vornehm
Will genau wissen, was er isst
Ist für jede Mahlzeit dankbar

19. Wie schläft er?

Schnarcht
Braucht viel Platz
Will angekuschelt schlafen
Mag keine Berührung nachts
Zieht die Bettdecke weg
Schwitzt
Braucht lange zum Einschlafen
Mit Distanz

- Ist unruhig, bewegt sich ständig
- Jeder auf seiner Seite
- Passt sich dem anderen an
- Auf kleinem Platz

20. Hat er das Verlangen nach bestimmten Nahrungsmitteln?

- Fleisch
- Schokolade
- Salziges
- Alkohol
- Butter
- Gemüse und Früchte
- Süßes, Zucker
- Fett
- Kaffee
- Kaltes Essen
- Heißhunger
- Tintenfisch

21. Ist der Partner eher verfroren oder heißblütig?

- Heißblütig
- Verfroren
- Weder noch
- Kälte tut gut
- Kälte schlecht
- Wärme tut gut
- Wärme schlecht
- Berührung tut gut
- Berührung schlecht
- Abkühlung schlecht
- Kalte Luft verschlechtert
- Bewegung an frischer Luft bessert

22. Wie drückt Ihr Partner Ärger aus?

- Explosiv
- Verletzend bis tödlich
- Vernichtend ohne Grenzen
- Wirft Dinge durch die Gegend
- Rechthaberisch
- Anklagend
- Wirkt bedrohlich
- Drückt nie Ärger aus
- Nörgelt leise
- Sarkastisch
- Sachlich
- Durchbohrend schweigend

23. Wie zeigt er, dass er traurig ist?

- Durch Weinen
- Durch scheinbar grundloses Weinen
- Weint nie
- Jammert und beschuldigt andere
- Will getröstet werden
- Verlässt den Raum und weint nur allein
- Schluckt die Tränen und bleibt sachlich
- Ist eher verärgert, als dass er seine Tränen zeigt
- Kann auf Kommando weinen
- Nur bei Beerdigungen
- Zu hochmütig zum Weinen
- Arbeitet oder trinkt Alkohol

24. Wie drückt er Ängste aus?

- Spricht offen darüber
- Verbirgt sie
- Hat nie Angst
- Spricht nicht darüber
- Sagt schnell, man brauche gar keine Angst zu haben
- Weint
- Lenkt sich ab durch Geschäftigkeit
- Fängt an zu essen

Redet ständig über Ängste
Verlässt das Zimmer
Intellektualisiert
Beschwichtigend

25. Was wirft Ihr Partner Ihnen vor?

Mangel an Respekt
Sex fehlt
Zu wenig Liebe
Mangelnde Aufmerksamkeit
Unordnung
Du bist zu dick
Du bist zu dünn
Du hörst nicht zu
Beschwert sich über nichts
Du begehrst mich nicht genug!
Nicht angenommen zu sein
Du bist zu wenig achtsam mit Geld

26. Wie fährt er Auto?

Raser
Langsamer Fahrer
Genau nach Vorschrift
Laut schimpfend, wenn jemand ihm die Vorfahrt nimmt
Pfeifend
Nichts bringt ihn aus der Ruhe
Überheblich
Brüllt aus dem Fenster
Führt Selbstgespräche
Hält ständig mit geöffnetem Mund Ausschau nach einem Flirt
Schweigsam
Sarkastisch

27. Wenn Ihr Partner nicht bekommt, was er will, wie ist dann seine Reaktion?

Jammert
Weint
Schreit
Verlässt den Raum Türen knallend
Ist beleidigt
Spricht für Tage nicht mehr
Bettelt
Beschimpft
Wird verletzend
Sachlich
Überheblich
Sarkastisch

28. Wie steht es mit seiner Ordnungsliebe?

Peinlich genau
Oberflächlich
Faul
Nachlässig
Hat Aufräum-Anfälle
Beschwert sich über Unordnung, hält aber selbst keine Ordnung ein
Mag keine Veränderung der Ordnung
Hat eine Putzfrau
Putzt sorgfältig, um anderen zu gefallen
Pflicht: 1x die Woche aufräumen
Arbeitet zu viel, um ordentlich zu sein
Gewissenhaft

29. Welche Kleidung bevorzugt er?

Sportliche Kleidung
Klassisch-elegant
Alles passt zusammen
Gute Farbzusammenstellung
Braucht Rat, was er tragen soll
Sieht aus wie ein bunter Papagei
Korrekt und schlicht

Bekleckerte Garderobe wird am nächsten Tag wieder angezogen
Geht mit der Mode
Sparsam – kauft nichts, was nicht unbedingt sein muss
Männlich-herb
Designermode

30. Wie geht er mit Geld um?

Großzügig
Sparsam
Kleinlich
Kleinlich, aber nicht im Bezug auf sich selbst
Rechnet ständig und ist in Sorge ums Geld
Teilt das Haushaltsgeld genau dosiert zu
Will von jedem Pfennig wissen, wo er geblieben ist
Lebt in den Tag hinein
Überlässt es dem Partner
Ist mit allem einverstanden
Schaut zuerst, ob alle Rechnungen bezahlt sind
Ärgert sich über Ausgaben, sagt aber nichts

31. Wie kontaktfreudig ist Ihr Partner?

Offen
Braucht seine oder ihre Zeit
Geht gut mit Autoritäten um
Ist herablassend mit Personen, die aus seiner Sicht unter ihm stehen
Ist immer freundlich, selbst wenn er verletzt wird
Schüchtern
Erzählt jedem die eigene Leidensgeschichte
Ängstlich
Kann gut mit jedem
Schwierig
Mag keine neuen Kontakte
Schweigsam

32. Kann er gut allein sein?

Ab und zu
Will allein sein
Beschäftigt sich sinnvoll
Kann nicht allein sein, würde es aber nicht sagen
Sagt, dass er allein sein kann, aber möchte bedient werden
Braucht Freiraum
Möchte wissen, für wie lange er allein sein muss
Mag allein sein
Allein mit Telefon
Ja, wenn er arbeiten kann
Nein
Ja

33. Wollte er diesen Test machen?

Da war viel Überredung notwendig
Er musste mich überreden
Er spricht abfällig über »Psychomist«
Er wird den Test nicht machen
Herablassend
Ist begeistert
Will nicht verletzen
Tut immer das, was ich sage
War erst auf Rückzug
Mürrisch
Ja
Nein

34. Wie verhält er sich am Telefon?

- Säuselt verführerisch
- Bespricht nur das Notwendige
- Lässt sich stundenlang zutexten
- Hört nicht auf zu reden
- Achtet auf die Kosten
- Ist rechthaberisch
- Liebevoll und fürsorglich
- Entschuldigt sich für die Störung
- Es passt jetzt nicht, kannst du in einigen Minuten wieder anrufen?
- Redet über seine Krankheiten und sonstige Befindlichkeitsstörungen
- Hat endloses Verständnis
- Bei Annäherung Rückzug

35. Mag Ihr Partner Veränderungen?

- Ab und zu
- Nur wenn er selbst die Veränderung vornimmt
- Stellt Dinge wieder zurück an seinen Ursprungsort
- Mag keine räumliche Veränderung
- Mag keine sexuelle Veränderung
- Liebt Neues
- Gleichgültig gegenüber Veränderungen
- Liebt Abenteuer
- Mag keinen Streit
- Will alles harmonisch
- Ja
- Nein

36. Wie verhält sich Ihr Partner, wenn andere streiten?

- Sagt nichts dazu
- Muss schlichten
- Muss eine Partei überzeugen
- Gibt gute Ratschläge
- Ist immer auf der Seite des Mannes
- Ist immer auf der Seite der Frau
- Will gehen, wenn andere streiten
- Will nicht gehen, bevor der Streit geklärt ist
- Wird unruhig
- Will Harmonie und Verständnis aufbauen
- Findet den Streit lächerlich
- Ärgerlich

37. Wie verhält er sich, wenn Sie Probleme haben?

- Fürsorglich
- Wendet sich ab
- Hat lauter gute Ratschläge
- Will es schnell wieder in Ordnung bringen
- Kann nicht helfen – ist hilflos
- Sucht den Fehler bei anderen oder den Umständen
- Kann gut zuhören
- Sucht den Fehler bei sich
- Kann nur ganz schwer zuhören
- Sachlich
- Überheblich
- Gleichgültig

38. Wie verhält sich Ihr Partner, wenn er verletzt wird?

- Lacht darüber
- Lässt sich nichts anmerken
- Weint
- Wird ärgerlich
- Schießt schnell zurück
- Ist beleidigt
- Spricht darüber

Sachlich

Ängstlich

Verlässt den Raum

Weiß immer eine Antwort, ohne Gefühl zu zeigen

Sein arrogantes Verhalten verletzt den anderen

Auflösung:

Überwiegend **flieder**:

Der Sepia-Typ Seite 58

Überwiegend **mittelblau**:

Der Pulsatilla-Typ Seite 64

Überwiegend **dunkelblau**:

Der Lachesis-Typ Seite 70

Überwiegend **dunkelgrün**:

Der Silicea-Typ Seite 76

Überwiegend **hellgrün**:

Der Platin-Typ Seite 82

Überwiegend **braun**:

Der Lycopodium-Typ Seite 88

Überwiegend **rot**:

Der Staphisagria-Typ Seite 94

Überwiegend **orange**:

Der Natrium-chloratum-Typ Seite 100

Überwiegend **pink**:

Der Sulfur-Typ Seite 106

Überwiegend **hellblau**:

Der Aurum-Typ Seite 112

Überwiegend **gold**:

Der Carcinosinum-Typ Seite 118

Überwiegend **aubergine**:

Der Arsenicum-album-Typ Seite 124

Welches Mittel passt am besten zu mir?

Manche Mittel ähneln sich sehr in ihrem Wesen, und nur ein einziges Detail kann den entscheidenden Unterschied machen. Deshalb ist sowohl Ihre Beobachtungsgabe als auch die Ihres Partners gefragt. Manchmal gibt genau die Eigenschaft den Ausschlag, die Sie am wenigsten wahrhaben möchten. Doch vergessen Sie nicht, was wir bereits zu Anfang gesagt haben: SCHWÄCHEN ENTSTEHEN meist dort, wo wir unsere größte STÄRKE ÜBERTREIBEN. Wenn wir dieses »Zuviel« vorurteilsfrei betrachten können, ist es leicht oder zumindest leichter, es auf ein gesundes, verträgliches Maß zurückzustutzen. Gehen Sie mit uns auf Entdeckungsreise!

Sepia – der Tintenfisch

DIE WÜRDE DER FRAU, DIE WÜRDE DES MANNES

DAS MITTEL ist eines der großen Frauenmittel in der Homöopathie, auch wenn es durchaus bei Männern vorkommt. Das weibliche Empfinden scheint bei den Menschen reduziert, die es brauchen. Die männlichen Anteile dominieren; so empfinden es zumindest viele, die einer Sepia-Frau begegnen. Dabei ist sie einfach UNABHÄNGIG von der Meinung anderer, besonders davon, was Männer denken. Den Sepia-Typ finden Sie bei »Amazonen« und Frauenrechtlerinnen ebenso wie bei vielen Ehefrauen und Müttern, die in ihren Erwartungen an die Beziehung tief enttäuscht wurden.

Die Sepia-Frau

Sie sagt, was sie denkt, und nimmt dabei kein Blatt vor den Mund. Doch sie sagt nicht, was sie fühlt, denn oft fühlt sie nicht viel. Sie ist fast losgelöst von der Welt der Emotionen und so sehr in ihrem Intellekt gefangen, dass sie kaum noch etwas spüren kann. Sie möchte Familie, aber ohne ihre Karriere aufzugeben. Sie verliert ihr Selbstbild, nur um es Ehemann und Kindern recht zu machen.

Hauptsache Abstand

Eine Sepia würde sich am liebsten von der – aus ihrer Sicht – passiven, empfänglichen, weiblichen Rolle, von Gefühlen und der häuslichen Welt abtrennen und ein aktives Leben führen. Handeln, gesellschaftspolitische Ziele, der Kampf um Gerechtigkeit: Das ist ihre Welt. Ihren Mann oder Freund hat sie am liebsten, wenn er weit weg ist. Eine Wochenend-Ehe wäre für sie gerade richtig. Wenn sie aktiv ist, geht es ihr gut.

Berufliche, körperliche, geistige, spirituelle Tätigkeit sowie schnelle, kräftige Bewegung halten bei ihr »den Deckel drauf«, so dass ihre Wunde keine Chance hat, aus ihrem tiefsten Inneren in ihr Bewusstsein aufzusteigen. Je länger sie jedoch sich selbst und ihre Sehnsucht unterdrückt, umso gereizter, depressiver, ungeduldiger und gleichgültiger wird sie. Dann tritt eines der wichtigsten Symptome zutage: Sepia wird gleichgültig gegenüber ihrer Familie.

Der Sepia-Mann

Sepia kommt als homöopathischer Konstitutionstyp beim Mann seltener vor; und wenn, so wirkt er oft auf passive Art homosexuell. Er würde sich, im Gegensatz zu ihr, eher aus der aktiven Welt, aus Politik und Wirtschaft zurückziehen. Er wäre froh, wenn er zu Hause bleiben und seinen Hobbys nachgehen dürfte und wenn man ihn in Ruhe ließe. Sepia-Männer sind sensibel, taktvoll, weniger dominierend, eher passiv als aktiv. Sie sind leidenschaftslos und haben wenig Interesse an Macht und Wettkampf. Stattdessen sind sie oft künstlerischen Dingen zugeneigt. Auch der Sepia-Mann scheint emotional kalt, ist jedoch redselig. Er redet sich quasi auf Distanz.

Die Stärken der gesunden Sepia

Sepia verkörpert Weisheit, Intuition, scharfen Verstand. Sie konzentriert sich auf das Wissen, das direkt mit dem Leben zu tun hat. Sie hat eine gute Beziehung zu ihrem Körper und ist im Einklang mit der Erde und den Kreisläufen des Lebens. Ihr gesunder Menschenverstand gibt ihr die Fähigkeit, Dinge einfach so zu nehmen, wie sie sind.

Sepias Wunde

In der homöopathischen Anamnese finden sich immer wieder die Folgen von Grenzüberschreitungen und vom Nicht-ernst-genommen-Werden. Sepien haben oft strenge Väter gehabt und wenig Liebe und Zärtlichkeit empfangen. Ihr ZENTRALES THEMA: Dass man sie zwingt, Dinge zu tun, die sie nicht tun wollen. Häufig ist sexueller

Missbrauch (Kindheit oder Partnerschaft) die Ursache dafür, dass Sepia sich gegen jede Art von Übergriffen wehrt! Verletzt und entwürdigt zieht sie sich auf den Meeresboden ihrer Seele zurück. Sie lässt entweder keine Nähe in der Beziehung zu oder flüchtet in die Karriere. Beides schützt sie davor, ihre Verwundbarkeit zu zeigen. Ihr Hass auf Männer oder Frauen und alles, was diese definiert (wie Macht, Geld, Beruf oder Kinder, Erotik, Weichheit, schöne Kleider), kann beträchtlich sein.

Wie Sepia liebt

Sepia wird nicht allein von sexueller Energie angezogen, sondern noch viel mehr von geistigen und/oder spirituellen Gemeinsamkeiten. Solange sie ihr Selbst nicht aufgibt, liebt sie intensiv. Doch Achtung: Wenn sie einmal betrogen wurde, kann sie sich nie wieder voll auf den Partner einlassen. Für ihre Liebe ist es lebenswichtig, dass diese nicht zur Pflicht wird.

Sex und Erotik

Sepia wirbt lange und unauffällig um den anderen. Doch bei der geringsten Störung, wenn etwa das Telefon klingelt oder die Kinder weinen, bricht sie den intimen Kontakt sofort ab. Ähnlich wie in der Natur scheint selbst die Befruchtung ohne wirkliche Nähe stattzufinden. Der Sex ist entweder furchtbar gehemmt – oder enthemmt.

Wird sie zurückgewiesen, verstärkt das nur ihre schlechte Meinung über sich selbst, dass sie abstoßend sei und der andere sie nicht mag. Entsprechend kommen die Symptome »Weinen nach Sex, Abneigung gegen Sex, gegen sexuelle Berührung« häufig vor.

Und wenn sie keine Lust hat? Um den Partner zufrieden zu stellen und von ihm angenommen zu werden, tut sie seinen Wünschen entsprechend alles. Sie fühlt sich dabei zur Liebe gezwungen, lässt es lange geschehen. So kann sie irgendwann frigide werden.

INFO

Sepia in der Natur

Sepien sind so genannte Kopffüßler. Die homöopathische Arznei wird aus der frischen Tinte des Fisches gewonnen. Tintenfische sind Einzelgänger, die in der Tiefe des Meeres in Felsspalten leben. Wenn sie in Gefahr geraten, stoßen sie zur Tarnung Tinte aus und verwirren so den Gegner. Auf diese Weise kann sich Sepia schnell und unbemerkt verziehen. Auch bei der Nahrungssuche hilft die schwarze Tinte – die Beute ist so leichter zu fangen.

3

Welche Bedingungen stellt Sepia an den Partner?

Mehr als alles andere wünscht sie sich, dass der Partner ihr (oder ihm) die Freiheit gibt, die sie sich selbst nicht erlaubt! Sie braucht unbedingt einen Mann, der nicht versucht sie zu beherrschen. Sepia geht es nicht darum, dass der andere sie versteht oder nachvollziehen kann, was gerade mit ihr geschieht, sondern dass er es einfach so akzeptiert, wie es eben ist. Wenn man dem Sepia-Typ nicht erlaubt, er selbst zu sein, wird entweder seine Lebensenergie unterdrückt oder er wird sich trennen.

Was sie braucht, um sich sicher zu fühlen

Wenn Sie verstehen, dass Ihr Sepia-Partner seine Identität wieder finden muss, können Sie vielleicht aufhören, sein bisweilen wirklich schroffes Verhalten persönlich zu nehmen. Sepia muss sich bewegen, aktiv an der Gesellschaft teilnehmen. Sie verträgt keine Annäherung. Wenn sie sich hinter die dunklen Wolken ihrer Tinte zurückzieht, lassen Sie genügend Zeit verstreichen, bevor Sie wieder sanften Kontakt suchen. Andernfalls entwickelt sie große Wut über Ungerechtigkeiten – und nicht selten dehnt sie das Drama gleich auf alles aus.

Kleine Signale, dass ein Unwetter droht

Arbeitswut, übertriebene Genauigkeit, Putzwut: Vorsicht, hier ist ein Streit im Anmarsch! Wenn der Sepia-Typ schon gereizt ist und laut oder leise vor sich hinnörgelt, dann verkneifen Sie sich besser jegliche Bemerkungen über Unordnung, Essensreste oder das Benehmen der Kinder. Es ist der absolut **FALSCHE MOMENT**, bei der ohnehin überforderten Seele auch noch Ansprüche, Kritik oder etwa sexuelle Avancen anzumelden!

Wehe, es gibt Streit!

Sepia weiß genau, wie sie den andern verletzen kann: treffsicher, sarkastisch, ohne Gefühl, kalt und berechnend. Ihre Stimmungswolken erzeugen Schuldgefühle. Wenn sie sich überfordert fühlt, kann sie an allem etwas auszusetzen haben. Versuchen Sie dann nicht, es ihr recht zu machen! Sie hasst es, wenn der andere herumspringt und ängstlich alles tut, damit sie bloß wieder ruhig ist.

Wie Sepia hasst

Ihr Hass kann lange und ausdauernd sein. Sie wird nicht direkt sagen, was ihr missfällt, doch ihre kleinen Sticheleien lassen keine Frage offen. Verzeihen ist ihr unmöglich! Eigentlich ist sie **UNSAGBAR TRAURIG**; aber es dauert bei Sepia lange, bis sie die Wunde ihrer verletzten Würde überhaupt spüren kann. Lieber vertreibt sie alles, was weich und weiblich ist, aus ihrer Seele. Und aus ihrem Umfeld.

Wie trennt sich Sepia vom Partner?

Dieser Typ braucht lange, um den Entschluss zur Trennung zu fassen, denn das widerspräche seinem Pflichtbewusstsein. Sepia muss körperlich und emotional weit unten sein, um wirklich zu gehen – oder aber die Kinder müssen bereits aus dem Haus sein. Dann allerdings kann sie sehr sarkastisch, unverzeihlich, bitter, hart und kalt sein. Im Normalfall braucht sich die unzufriedene Sepia nicht zu trennen. Sie bringt stattdessen den anderen dazu, den Kontakt abzubrechen.

Was sie für die Partnerschaft tun kann

Sie muss sich gegebenenfalls dem Thema Missbrauch stellen. Nur wenn sie die Wurzeln der Würdeverletzung erkennt, wird sie verzeihen und dann aufhören, dem Partner ständig irgendwelche Fehler vorzuwerfen. Sie muss als Erstes fühlen lernen. Dann kann sie in einem zweiten Schritt erkennen, dass sie sich nicht länger von Pflichten verschlingen lassen darf, sondern dass sie ihre eigenen Ansprüche geltend macht und tatsächlich befriedigt.

3

Die körperlichen Symptome

Gemüt: Gleichgültigkeit, Abneigung gegen häusliche Dinge, Familie, Kinder, Pflichten, Gesellschaft. Müdigkeit, Weinen ohne Grund. Sepia ist scharfsinnig, hart, intelligent, ehrgeizig.
Angst: Vor Spinnen, Männern, Vergewaltigung, Armut. Typisch: Arbeitswut vor der Regel.
Kopfschmerzen treten links über dem Auge auf, werden schlimmer durch Fasten, während der Menopause, vor und während der Regel.
Haare: Starker Ausfall in den Wechseljahren.
Verlangen: Nach Saurem und Schokolade.
Abneigung: Fett, Milch.
Weibliche Genitalien: Gefühl von Senkung, PMS.
Männliche Genitalien: Erschöpft und schwach. Impotenz oder vorzeitige Ejakulation.
Träume: Von Ratten; findet keine Toilette, alle sehen zu; wird verfolgt.
Wohlfühl-Tipp: Tanzen und Shiatsu; das verhindert, dass Sepia in schweren Zeiten innerlich erstarrt.
Ein Sepia-Typ: Die Mutter von Grace in »Der Pferdeflüsterer«.

Pulsatilla – die Küchenschelle

BITTE VERLASS MICH NICHT!

ALS MITTEL ist Pulsatilla der INBEGRIFF DER MÜTTERLICHKEIT: Sie ist weich, sanft, unentschlossen und weint leicht! Harmonie ist ihr wichtig, und dabei möchte sie von allen geliebt werden. Auffallend ist ihre unerschöpfliche Fähigkeit, den Kopf in den Sand zu stecken, und die fehlende Konfliktbereitschaft. Sie kann sehr schlecht Nein sagen und schwankt hin und her. Sie schmollt eher, als sich zu streiten, da sie wenig angriffslustig ist. Und gleichzeitig kann sie hartnäckig und nahezu kompromisslos ihre eigene Interpretation und Vorstellung von Ernährung, Ehe, Sexualität oder Religion verfolgen. Widerstand ist dann zwecklos.

Die Pulsatilla-Frau

Pulsatilla lebt ständig in großer Angst, dass ihr Partner sie verlässt oder im Stich lässt. Deshalb äußert sie nicht, was sie möchte und ob ihr etwas fehlt, sondern lässt fast alles mit sich machen. Sie verzeiht, bricht nicht mit anderen, ist milde, offen und verschließt ihr Herz nicht. Manchmal wirkt sie deshalb etwas naiv.

Familie und Kinder sind der Dreh- und Angelpunkt ihres Lebens. Behüten und behütet werden, das ist die Achse, auf der sie sich bewegt. Statt einer eigenen Meinung sucht sie Halt bei ihrem Mann, in der Familie und in der Religion. In der verzweifelten Suche nach Schutz KLAMMERT sie sich immer fester und lässt dann nicht mehr locker. Wird ihr Verlangen nicht gestillt, wird sie nörgelig. Das PROBLEM: Ihre Sehnsucht gleicht einem Fass ohne Boden. Doch es ist ihre sanfte Hartnäckigkeit, die am Ende die Oberhand gewinnt. Dieser Typ hört zu, widerspricht nicht, lächelt und scheint überzeugt zu sein. Doch weit gefehlt: Sie wird nicht einen einzigen Millimeter von ihrem Standpunkt abrücken!

Der Pulsatilla-Mann

Wenn ein Mann die Unterstützung von zwei oder mehr Frauen sucht, dann kann das bei ihm auf Pulsatilla als Konstitutionsmittel hindeuten. Genau wie eine Pulsatilla-Frau ist auch er liebevoll und kein bisschen egozentrisch. Oft hat er eine enge Bindung zu seiner Mutter oder Schwester. Wie sein weibliches Pendant, so hat auch er Probleme, sich zu entscheiden, bei kleinen ebenso wie bei großen Dingen und besonders im Berufsleben. Zudem meidet er Konflikte aus Verlustängsten. Ein Umzug kann ihn emotional aus dem Gleichgewicht bringen, und bei Pannen fühlt er sich hilflos.

Pulsatilla-Männer bleiben liebe und brave Jungs und retten die Frauen, die sie lieben. Ihre Beziehungen, und das gilt auch für Pulsatilla-Frauen, laufen nach folgendem Muster ab: »Ich brauche jemanden, der mir sagt, was ich tun soll.« Der Partner muss die Verantwortung übernehmen, während Pulsatilla sich vor der eigenen drückt, weil sie glaubt, dass ein Partner sie aufgrund eigener Wünsche verlassen würde. Pulsatilla fühlt sich besser, wenn man mit ihr redet oder sie sich – oft tränenreich – beklagen kann. Sie erwartet keine Lösung, sondern einen Zuhörer und jede Menge Trost!

Die Stärken der gesunden Pulsatilla

Hingabe, Sanftmut, ein intuitives Wissen, was die Menschen um sie herum brauchen, und eine schier unerschöpfliche Bereitwilligkeit, ihnen genau das zu geben: Das macht Pulsatilla zu einer einfühlsamen Lebensgefährtin und zu einer wunderbaren Mutter.

Pulsatillas Wunde

Die Ursache für die Unreife dieses Typs kann sowohl auf eine überbehütete Kindheit wie auch auf Vernachlässigung zurückgehen. Meist haben die Eltern sich das Kind so erzogen, wie sie es haben wollten, und Pulsatilla wurde dementsprechend lieb, nett und angepasst. Die Schattenseite ist jedoch die daraus resultierende innere Unsicherheit, die sie immer wieder von der Hilfe anderer abhängig macht. In ihrem Wesenskern verweigert sie das Reifwerden. Sie scheut Verantwortung, Eigeninitiative und heiratet meist früh. In der Ehe wird die Abhängigkeit dann fortgesetzt.

Wie Pulsatilla liebt

Pulsatilla ist sehr hingebungsvoll, beschützt diejenigen, die sie liebt, und hat ein großes Harmoniebedürfnis. Es scheint, als ob ihre Liebe sich ausschließlich um andere dreht. Doch bedenkt man ihre Angst vor dem Verlassenwerden, wird schnell klar, dass es ihr sehr um sie selbst geht. Wenn sie dafür sorgt, dass es keine Konfrontation gibt, so geht es ihr nicht nur um die Beziehung, sondern auch um das Bedürfnis, nicht allein gelassen zu werden. Doch dies ist ihr in den meisten Fällen nicht bewusst.

Ihre Anhänglichkeit kann so weit gehen, dass sie aus Mitgefühl auch krank wird. Unter anderem deshalb, damit diejenigen, die sie liebt, sich wiederum um sie kümmern. Der Pulsatilla-Mann verhält sich ähnlich und leidet mit der Partnerin mit.

Sex und Erotik

Pulsatilla mag Sex – und sie hat auch kein großes Problem damit, eine Affäre zu haben, versteht dann aber nur schwer, wenn ihr Ehepartner davon weniger begeistert ist als sie selbst. Sie jammert innerlich: »Warum kann ich nicht beide haben?« Bei Zurückweisung kann sie schmollen und weinen und sich somit doch noch einen Teil der Nähe holen, die sie so dringend braucht. Es sei denn, sie versteht die Motivation des anderen, und dann lässt sie ihn einfach rücksichtsvoll in Ruhe. Wenn Pulsatilla keine Lust hat? Nur in Ausnahmefällen würde sie den anderen zurückzuweisen! Sie ist bereit, den

INFO

Pulsatilla in der Natur

Das homöopathische Mittel wird aus der Wiesen-Küchenschelle (Windblume) gewonnen. Die Pflanze lebt auf trocken-sandigem Boden und benötigt wenig Wasser. Ihr Wurzelstock ist tief mit der Erde verbunden. Und es tut ihr nicht gut, wenn man versucht, sie umzusetzen. Wenn sie befruchtet wird, wächst sie kräftig. Wird der Samen fortgeweht, fällt sie in sich zusammen. Da Pulsatilla klein und zart ist und einen biegsamen Stängel hat, schwingt sie im Wind hin und her. Ähnlich verhält sich der Mensch in seiner Wechselhaftigkeit: Das ist ein wichtiges Leitsymptom von Pulsatilla. Auch die Beschwerden wandern mal hierhin, mal dorthin. Kein Anfall gleicht dem vorherigen.

Wünschen des Partners zu folgen, weil sie ihm unbedingt gefallen will und weil sie befürchtet, ihn zu verlieren. Das ist für sie kein großes Opfer, da sie selbst sehr sinnlich ist.

Welche Bedingungen stellt Pulsatilla an den Partner?

Sie erwartet, dass der andere sie versteht und ihre Gedanken und ihre Gefühle respektiert; denn das tut sie auch für ihn. Sie möchte Zuspruch, Bestätigung und Anerkennung; der Partner soll für sie sorgen und ihre Wünsche erraten. Das ist die Gegenleistung für den völligen Verzicht auf ihren eigenen Willen.

Was sie braucht, um sich sicher zu fühlen

Wohlwollende Anerkennung, je mehr, umso besser. Der Partner muss sie ständig ermutigen, denn sie vertraut ihrer eigenen Meinung nicht oder nur sehr schwer. Erst die Zustimmung und die Absicherung durch andere schenken ihr Selbstvertrauen.

Kleine Signale, dass ein Unwetter droht

Wenn eine Entscheidung ansteht und sie nicht die Unterstützung bekommt, die sie braucht, kann sie sich beleidigt zurückziehen, nörgeln oder nicht darüber sprechen und dann so handeln, wie sie es will, egal ob die Familie ihre Ansicht teilt. So werden zum Beispiel plötzlich alle Vegetarier, weil Pulsatilla es will.

Streit ist eine Nebelwand

Der Partner kann sehr verletzende Dinge sagen: Sie lächelt immer noch und findet liebevolle Worte. Die Furcht, den anderen aufgrund von Konfrontation zu verlieren, steht zwischen ihr und der Möglichkeit, auf eigenen Beinen zu stehen. In ihrem Kopf kann sie unaufhörlich nörgeln. Aber sie wird sich nicht trauen, es auch auszusprechen.

Wie Pulsatilla hasst

Da dieser Typ instinktiv ahnt, weshalb andere Menschen so denken und sich so verhalten, wie sie es tun, vergibt sie ihnen. Auch wenn jemand komplett anders ist als sie selbst. Doch die Ruhe kann täuschen. Sie kann warten, um an anderer Stelle wieder darauf zurückzukommen. Ihr Ehemann würde sagen: »Ich weiß nicht, wie sie es schafft. Aber sie dreht die Dinge so, dass ich als Verlierer dastehe.«

Wie trennt sich Pulsatilla vom Partner?

Pulsatilla macht jedes Zugeständnis, um einen Bruch zu vermeiden. Sie lässt sich ungeheuer stark verletzen und beschimpfen. Bei ihren Ängsten kann es ewig dauern, bis sie sich trennen würde – auch wenn die Ehe noch so schlecht ist. Sie hält viel aus und wartet lieber ab, ob die Dinge sich nicht doch noch zum Besseren wenden. Doch falls sie je zu der Annahme kommt, dass Trennung wirklich der einzige Ausweg ist, dann kann der Partner sie nicht mehr umstimmen.

Was sie für die Partnerschaft tun kann

Ihr Thema ist Bedürftigkeit. Hingabe heißt: sich biegen, aber nicht sich beugen. Ohne Konfrontation mit dem Leben wird das Märchen von der ewigen Liebe immer ein Märchen bleiben. Pulsatilla muss lernen, mutig zu werden, um Probleme auszusprechen, anstatt sie auszuhalten.

Weitere Aufgaben: Verlustängste bearbeiten und das »kleine, liebe Mädchen« oder den »lieben, braven Jungen« ad acta zu legen!

Die körperlichen Symptome

Gemüt: Herzlich, liebevoll, tränenreich, gefühlsbetont; Verlassenheitsgefühl, nachgiebig, will gefallen. Besserung durch Trost, schüchtern, entmutigt, leicht beleidigt, Stimmungsschwankungen wie ein Apriltag.

Kopfschmerzen: Migräneartig, kurz vor Menstruations-Ende, nach unterdrücktem Sex. Schlimmer durch Hitze, Sonne, Anstrengung, emotionale Belastung; besser an frischer Luft.

Nase: Heuschnupfen, milde, gelb-grünliche Absonderungen.

Abneigung: Fett, Butter, Schweinefleisch.

Verlangen: Butter, Sahne, Käse, Speiseeis.

Weibliche Genitalien: Menstruation leicht zu unterdrücken, kurz; keine Regelblutung gleicht der vorherigen (Wechselhaftigkeit).

Männliche Genitalien: Akute Entzündung der Prostata, auch blutige Ejakulation

Schlaf: Ein bestimmtes Lied oder ein Satz aus einem Lied gehen nicht mehr aus dem Kopf, hindern beim Einschlafen.

Träume: Von Kühen oder Embryos, Schwangerschaft oder nackten Männern.

Wohlfühl-Tipp: Aikido, Bauchtanz.

Ein Pulsatilla-Typ: Die biblische Maria Magdalena.

Lachesis – Buschmeisterschlange

WIE WEIT KANN ICH GEHEN?

DAS MITTEL, die Schlange, steht für den ewigen Konflikt zwischen Weisheit und Verführung! Geburt, Tod, Sexualität, Leidenschaft, Neid, Eifersucht, Wahrheit, Lüge – das sind nur einige der Themen, mit denen sich Lachesis ständig auseinander setzt. Und oft fühlt sie sich dabei komplett unverstanden und verkannt! Wie eine Schlange ihr Opfer hypnotisiert, so fesselt der Lachesis-Mensch die Zuhörer.

Der Lachesis-Typ hat immer das letzte Wort, kann andere nur schwer oder gar nicht ausreden lassen. Trotz der scheinbar starken Persönlichkeit ist die Individualität unterdrückt. Lachesis macht sich und anderen etwas vor; er zeigt seine Gefühle nicht, sondern spielt stattdessen das, was der andere wohl erwartet. In ihm tobt ein unaufhörlicher Konflikt zwischen Ratio und Gefühl. Er will die Wahrheit wissen und lügt dabei selbst. Sein Spezialgebiet ist die seelisch-grausame Zerlegung des liebenden Partners. Er zeigt Reue mit Schuldgefühlen, um dann genau das Gleiche wieder zu tun, nur noch schlimmer.

Die Lachesis-Frau

Sie redet viel und gern, springt von einem Thema zum nächsten, ist bissig und scharfzüngig, vor allem, wenn es um ihre Kinder geht. Beide Geschlechter sind äußerst intelligent und haben eine fast prophetische Wahrnehmung (Hellsichtigkeit). Ihre größte Herausforderung: eine Verbindung zu schaffen zwischen ihren niedrigen Instinkten und dem höheren Ich. Wo der Geist gegen die Triebe ankämpft, begegnet man Lachesis! Sie kann sich kaum entscheiden (er auch nicht), weil sie alles anzweifelt. Lachesis ist intensiv – beharrliches Schweigen oder berauschtes Reden. Um den Druck abzulassen, handelt sie exzessiv, zum Beispiel: Kaufrausch, Glücksspiele, erotisches Roulette, Eifersucht, Wutausbrüche, Orgasmen, Malen, Schreiben.

Der Lachesis-Mann

Er möchte auffallen, reißt immer wieder das Gespräch an sich und kann nicht zuhören. Seine Rede ist häufig giftig, ätzend, ironisch. In jedem Fall geht sie unter die Haut.

Seine innere Hast zeigt sich auch beim Essen: Er schlingt wie die Schlange alles hinunter. Er trinkt gern Alkohol und kann dann mit seinem hypnotischen Blick Frauen verführen. Ein hervorragender Liebhaber, ohne jemals geliebt zu haben! Seine Beziehungen sind leidenschaftlich und sexorientiert. Er ist innerlich so überreizt, dass er unbedingt ein Ventil braucht: viel reden, viel arbeiten, viel Sex, viel Alkohol, viel Kaffee. Sobald etwas im Fluss ist, geht es Lachesis besser. Seine gute Laune nach dem Sex ist äußerst überschwänglich. Je mehr EMOTIONEN unterdrückt werden, desto mehr redet Lachesis. Doch im Partnergespräch fällt es ihm schwer, beim Thema zu bleiben. Konfrontation hasst er: Schlangen schleimen nicht, sie schleichen. Und schnappen dann sofort zu.

Die Stärken des gesunden Lachesis

In diesem Zustand lässt er sich nicht täuschen – er erkennt Lügen sofort. Seine Liebenswürdigkeit und Großzügigkeit, sein Charme sind geradezu sprichwörtlich, gepaart mit seiner vornehmen Denkweise, Hingabe und Selbstaufgabe. Die (erlöste) Schlange kann sich aufrichten im Konflikt und scheut dann keine Auseinandersetzung. In ihrem Wesen liegt Weisheit und Heilung.

Lachesis' Wunden

Oft wurde die sexuelle Energie schon früh unterdrückt – und damit auch die Lebensenergie an sich. Sex wird zum Frustventil. Was wiederum dazu führen kann, dass sich die aufgestaute Energie wie Wasser ihren Weg bahnt, meist uferlos. Die Erlösung liegt nicht in noch mehr Sex oder in stärkerer Unterdrückung dieser Energie, sondern in konstruktivem Handeln, um die übergroße Spannung abzubauen. Denn sonst mündet diese in Angst, Rastlosigkeit und Reizbarkeit.

Wie Lachesis liebt

Eine Beziehung kann diesem Typ sehr schnell viel zu eng werden! Lachesis wird nach Möglichkeit die Ehe meiden: entweder, weil er annimmt, dass sie nur aus Lug und Trug besteht, oder weil er sich gut genug kennt und weiß, wie viel Freiraum er braucht. In einer Beziehung mit einem Lachesis-Typen findet leidenschaftlicher Sex und große Erotik statt, aber ohne wirkliche Nähe. Dampf ablassen bezeichnet das Verhalten treffender als wahre Liebe. Trotz der inneren Bindungslosigkeit ist Lachesis grundlos eifersüchtig!

Sex und Erotik

Seit jeher gilt die Schlange in vielen Kulturen als Sexualsymbol; schon immer bestand der Zwiespalt zwischen der Verführerin (das Böse im

INFO

Lachesis in der Natur

Hergestellt wird die homöopathische Arznei aus dem Gift der in Süd- und Mittelamerika beheimateten Buschmeisterschlange, eine der giftigsten und angriffslustigsten Schlangen überhaupt! Sie ist ein Einzelgänger, scheu und nachtaktiv. Wenn sie gereizt wird, kann sie einen Menschen verfolgen und angreifen (was sonst nur wenige Schlangen tun); ganz besonders, wenn ihre Kinder bedroht werden! Sie ist eine stumme Klapperschlange: Ihr Schwanzende vibriert bei Erregung, macht aber aufgrund der Verhornung kein Geräusch.

Paradies) und der Heilerin (im Äskulap-Stab). In der Natur verfolgt das Männchen das Weibchen, und wenn sie bereit ist, findet die Paarung für kurze oder auch längere Zeit statt. Die Sexualität ist wild, heftig und animalisch.

Bei Zurückweisung muss sich dieser Typ einen anderen Weg suchen, die innere Spannung abzubauen. Im Zweifelsfall wird er oder sie laut und aggressiv, bissig eben. Lachesis denkt, dass sie nicht geliebt wird; ihre Frustration führt zu Tränen oder Ärger.

Unterdrückt sie Sex für einen langen Zeitraum, kann sich dies in körperlichen Symptomen zeigen (Kloß im Hals, generelles Engegefühl oder Asthma). Das kommt beim Lachesis-Mann seltener vor als bei dem weiblichen Pendant, weil er sich durch Masturbation oder auch schnelle kleine Affären Erleichterung verschafft. Wenn Sex gefordert wird, sagt Lachesis kaum Nein: Denn jede Möglichkeit, irgendetwas in Fluss zu bringen, wird genutzt.

Welche Bedingungen stellt Lachesis an den Partner?

Damit die Beziehung überhaupt eine Chance hat, müssen sie als Partner Lachesis' Spiel durchschauen. Sie dürfen sich nicht davon gefangen nehmen lassen! Wenn Sie sich darauf einlassen, wird Lachesis es immer weiter treiben. Der Partner oder die Partnerin sollte sich von all der Dominanz und Verführung nicht hypnotisieren lassen!

Was er braucht, um sich sicher zu fühlen?

Er benötigt Unterstützung, um den Druck loszuwerden, der sich immer wieder in großen Wellen aufbaut. Wenn Sie das nicht schaffen, wird er immer wieder versuchen, Ihnen seine Sicht der Dinge aufzuzwingen. Denn für ihn ist das, was er denkt, wahr, weil es schon immer so gewesen ist. Bekommt er die Chance, so wird er auch andere Menschen in sein Weltbild hineinzwingen.

Kleine Signale, dass ein Unwetter droht

Wenn der Lachesis-Typ gereizt ist, und sei es auch nur geringfügig, dann braucht er irgendeine Art von »Abfluss«. Reden hilft ihm, den inneren Druck abzulassen. Wenn er zu Beginn einer Beziehung nicht genügend Sex bekommt, wird er emotional gereizt. Vorsicht: Die Augen funkeln, wenn sie auf Angriff eingestellt sind! Wenn Sie Lachesis aufmerksam beobachten, fühlen Sie instinktiv, wann die Schlange verwundet und ZUM ANGRIFF BEREIT ist.

Bei Streit: Explosionsgefahr!

Da Lachesis unter einer Art Hochspannung steht, kann die Explosion heftig, bissig, verletzend und ohne Grenzen sein. Dieser Typ kann Sie »allein mit Blicken ins Krankenhaus befördern, wenn Ihre Gesundheit nicht ganz stabil ist«. Danach tut es ihm leid, und er würde beteuern: »Irgendetwas treibt mich dazu. Ich kann absolut nichts bei mir behalten. Es musste raus.«

Hauptsächlich ist SEXUELLE EIFERSUCHT die Ursache des Streites. Weil er selbst öfter fremdgeht, setzt er einfach voraus, dass andere das Gleiche tun. In Gegenwart seines Lachesis-Partners darf der andere noch nicht einmal mit jemandem des anderen Geschlechts reden – schon rast der Lachesis-Typ vor Eifersucht.

Wie Lachesis hasst

Dieser Typ kann zutiefst hassen, ohne ersichtlichen Grund. Seine intensiven Gefühle müssen auf negative Weise freigesetzt werden, wenn ihnen dies auf positive Weise versagt bleibt. Er kann sich intensiv, absolut zynisch und abfällig bei anderen über den (Ex-)Partner auslassen, über ihn schimpfen und Dinge sagen, die nicht wahr sein müssen. Er redet auch mit Fremden über Intimes und ärgert sich später darüber. Geheimnisse sind bei Lachesis nicht gut aufgehoben.

Wie trennt sich Lachesis vom Partner?

Lachesis-Ehen sind gefährdet, denn sie sind großen Spannungen und Belastungen ausgesetzt. Entweder ist die Beziehung atemberaubend eng oder einfach nur rastlos. Lachesis ist maßlos gekränkt, wenn er verlassen wird. Für beide Partner gibt es keine Trennung ohne tiefe Wunden.

Was er für die Partnerschaft tun kann

Die größte Herausforderung ist, das Maß zu finden zwischen Unter- und Überbewusstsein sowie niedere Triebe zu erkennen und nicht nur nach ihnen zu leben, sondern zu erfahren, dass sich Individualität vielfältig ausdrücken lässt, auch in der Stille. Für diesen wundervollen, feinsinnigen, intuitiven Menschen befindet sich der Weg genau zwischen Überaktivität und Lähmung! Er muss lernen, ihn wahrzunehmen und die ausgewogene Mitte immer wieder als Ziel anzustreben. Ebenso wichtig ist für ihn, seine Eifersucht in den Griff zu bekommen!

Die körperlichen Symptome

Gemüt: Redelust, Unruhe, möchte dauernd irgendwohin, Verlust des Zeitsinnes, Schlaf verschlimmert alle Beschwerden.
Hals: Schmerzhaft, kann nicht schlucken, viel Schleim, die leiseste Berührung verschlimmert, Kloßgefühl, der Kragen muss weit sein.
Atemwege: Gefühle des Erstickens und tief einatmen zu müssen.
Bauch: Kann nichts Enges um die Taille vertragen.
Weibliche Genitalien: Alle Beschwerden besser bei Regelfluss, Herzklopfen, Hitzewallungen in der Menopause.
Schlaf: Fährt aus dem Schlaf auf durch Erstickungsgefühl.
Träume: Von Schlangen, Sex oder von Lügen; oft haben sie ganz schreckliche Alpträume.
Wohlfühl-Tipp: Meditation.
Der Lachesis-Typ: Denzel Washington in »Training Day«.

Silicea – Kieselsäure

MANGELNDES SELBSTWERTGEFÜHL

DAS MITTEL wird aus Bergkristall gewonnen: Der Stein, der aus Kieselsäure entsteht, ist klar, hart, kalt und starr. So ist auch der Mensch, der die Arznei braucht. Siliceas wichtigstes Ziel ist, nicht weich zu werden, damit ihr niemand wehtun kann. Diese Absicht unterstellt sie anderen. Sie ist klar, aber nicht durchsichtig; gewissenhaft, ordentlich und hilfsbereit. Sie geht liebevoll mit denen um, die ihr anvertraut sind, mit ihrer Familie ebenso wie mit Freunden. Der Hang zum Perfektionismus ist dabei kaum zu übersehen.

Die Silicea-Frau

Sie vertraut ihren eigenen Fähigkeiten nicht, weil sie große Zweifel an sich selbst hat. Außerdem fehlen ihr Mut und Durchhaltevermögen. Damit macht sie sich ihr Leben schwer, denn sie hat hohe Ansprüche an sich selbst! Wohnung und Arbeitsplatz müssen blitzblank sein. Sie will alles richtig machen – und ist selbst ihr größter Antreiber. Gleichzeitig scheint es an genau der inneren mentalen Spannung zu fehlen, die notwendig ist, um einen solchen Anspruch auch zu erfüllen.

Hart wird der Silicea-Typ deshalb, weil er sich nicht gegen die Erwartungen wehrt und weil er die an ihn gestellten Forderungen nicht zurückweist. Er schließt sie stattdessen in sich ein und verhärtet innerlich. Wenn Silicea irgendetwas liebevoll für ihren Partner tut, und er nimmt es nicht so an wie erwartet, wird sie die Enttäuschung oder Verletzung in sich verschließen und das Gleiche nicht noch einmal versuchen. Die Sache ist ein für allemal für sie erledigt. Die innere Verhärtung beginnt.

Silicea ließe sich auch als die Königin des passiven Widerstandes bezeichnen: Sie fährt mit ihrer Familie in den Urlaub ans Meer, nimmt aber demonstrativ nicht den Badeanzug mit.

STUR WIE EIN PANZER: Wenn sie eine Meinung über jemanden gefasst hat, bleibt sie unumstößlich dabei, obwohl es nach außen so aussieht, als würde sie nachgeben. Da ihr Beziehungsmuster recht eng ist, fällt es ihr schwer, Freunde und Partner zu finden. Sie gibt sich nicht die Chance, Menschen kennen zu lernen, geschweige denn sich mit deren Schattenseiten auseinander zu setzen.

Sie beherrscht ihre Gefühle scheinbar perfekt, doch ihr Bauch, der Sitz von Instinkt und Intuition, wird immer härter. Ihr bleibt der Kopf, also ihr Verstand, als einziger Ausweg. Ins Leben einzutauchen, sich Gefühlen hinzugeben, käme der Gefahr gleich, sich zu öffnen und weich zu werden.

3

Der Silicea-Mann

Zu seiner vermeintlichen Sicherheit lässt er niemanden nah an sich heran, entspricht der Norm, bleibt hart und bewahrt seine Form um jeden Preis. Seine größte Sorge: Was denken die anderen von mir! Ähnlich wie Silicea-Frauen ist auch er außerordentlich auf seine Gesundheitsvorsorge bedacht. Er nimmt an allen Untersuchungen teil und ist vermutlich im Besitz eines ordnungsgemäß geführten Impfpasses. Er ist ein Dickschädel: gewissenhaft bis pedantisch, zaghaft, schüchtern, zart, sanft, rücksichtsvoll, reserviert. Er lässt Stärkeren den Vortritt und passt sich deren Meinung an. Falls er seine Meinung sagt, verträgt er aber keinen Widerspruch. Ihm mangelt es an Durchsetzungsvermögen. Er braucht Mut, eine Fehlentscheidung, Zurechtweisung oder Niederlage zu riskieren.

Die Stärke der gesunden Silicea

Hier zeigt sich ein anderes Bild. Dann verfügt Silicea über Selbstvertrauen, Mut und Durchhaltevermögen. Sie kann andere lassen, wie sie sind, und auch sich selbst akzeptieren und sehr gut mit den eigenen und den Fehlern der anderen umgehen. Herzerwärmend: ihr scheuer, liebevoller Umgang mit den Kindern, dem Mann und im gesunden Zustand sogar fremden Menschen. Sie hat eine perfektionistische Vorstellung von Beziehung. Was sowohl Männer als auch Frauen in die Partnerschaft einbringen, ist Pünktlichkeit, Genauigkeit, ein sanftes und angepasstes Wesen.

Siliceas Wunde

Durch emotionale Verletzung hat sie gelernt, Gefühle zu unterdrücken und lieber den Intellekt als Bauch und Herz zu befragen. Was ihr in der Kindheit gefehlt hat: Nähe, Gefühle, Vertrautheit. Die Eltern erschienen emotional unerreichbar: durch Streit, Trennung, Sucht, Inzest oder andere Formen von Gewalt. Die Folge für das Kind, das meist eine außerordentlich offene und hellsichtige Seele besitzt, ist wenig Selbstvertrauen und Angst vorm Leben.

Wie Silicea liebt

Ihr Kopf dirigiert die Nähe zu ihrem Partner. Für beide Geschlechter scheint eine echte Beziehung zu riskant. Sie lebt viel lieber in ihrer Fantasiewelt und malt sich alles aus… Silicea mag keine Berührung, hat sogar Angst davor (sie könnte ja etwas spüren!).

Sex und Erotik

Entsprechend seiner vorsichtigen Art in der Partnerschaft kann der Silicea-Typ auch Sex und Erotik nicht besonders viel abgewinnen. Zurückweisung wird er sich ewig merken, denn das trifft ihn auch sexuell. Er kann ein heftiges Verlangen haben, zeigt es aber nicht (was würden die Leute denken?!). Dennoch fühlt sich Silicea schlechter »danach«; der letzte Rest von Wärme wird ihr entzogen. Am liebsten mag sie es schlicht, still, schnell und möglichst im Dunkeln. Wenn man Silicea unter Druck setzt, stimmt sie allem zu. Ansonsten ist es im Bett genauso wie im übrigen Leben. Auch hier ist sie nur Kopf, hat wenig Spaß und ist einmal mehr von den Vorstellungen über Sex fasziniert als vom eigentlichen Geschehen.

Welche Bedingungen stellt Silicea an den Partner?

Sie hat FESTE NORMEN, in die der Partner exakt hineinpassen muss! Sie ist genau, ordentlich, pünktlich und erwartet das Gleiche auch vom anderen, sonst wackelt das Bild von der Welt und vom Partner zu sehr. Silicea leidet an ihrer inneren Leere und fühlt sich ungeliebt. Insgeheim erwartet sie, dass der andere diese Leere füllt.

Was sie braucht, um sich sicher zu fühlen

Ein Silicea-Partner lässt sich mit viel Zuspruch und Anerkennung auftauen. Bewegung und Spaß tun ihm gut, damit der verhärtete Zustand wieder in einen fließenden übergeht. Unternehmen Sie ungewohnte Dinge, damit Silicea offen ist und sich nicht gleich wieder festlegen kann. So helfen Sie, Vertrauen aufzubauen.

INFO

Silicea in der Natur

Klar, hart, kalt, starr: So ist der Bergkristall beschaffen. Seine Wurzel ist dicht, undurchsichtig, bräunlich, mit der Erde verhaftet. Die Entstehung vollzieht sich über einen sehr langen Zeitraum vom weichen, fließenden, anpassungsfähigen Wasser zur harten, eckigen, unnachgiebigen Form des Bergkristalls. Wasser wird zu Stein, das einstmals Weichste zum Harten. Im menschlichen Körper findet sich Kieselsäure in Bindegewebe, Haaren, Nägeln.

Kleine Signale, dass ein Unwetter droht

Unwetter verursacht Silicea fast nie. Denn das würde ihrer tiefsten Überzeugung zuwiderlaufen, unter allen Umständen die Haltung wahren zu müssen! Rückzug, eventuell auch Schmollen, ist das Warnsignal für Siliceas Stimmungsschwankungen und dafür, dass es ihr nicht gut geht. Wenn es erst einmal so weit gekommen ist, dann kann der Silicea-Typ schon mal an vielem herumnörgeln oder gereizt sein. Sein Gegenüber bemerkt seinen Unmut eher als er selbst. Silicea ist nicht unbedingt zugänglich für Rückmeldungen, denn auch das würde bedeuten, dass sie jemand anderem als sich selbst vertrauen müsste.

Streit: Das ist nur Krieg im Gehirn

Einen handfesten Streit werden Sie bei Silicea kaum vom Zaun brechen können. Sie bleibt sachlich und verkopft, trägt gute Argumente vor, aber ohne ihr Herz in Gefahr zu bringen. Sie ist nicht offen verletzend, sondern einfach klar, hart, kalt und starr. Sie findet gute Argumente für ihre Zurechtweisungen, wie zum Beispiel »Das Licht war viel zu grell, deshalb konnte ich mich nicht genügend konzentrieren.« Sie bietet auf der einen Seite keinerlei Angriffspunkte. Auf der anderen Seite lenkt der Silicea-Typ auch ganz schnell ein – er wählt den Weg des geringsten Widerstandes.

Wie Silicea hasst

Sie kann hassen, aber nur im Verborgenen. Silicea ist starrköpfig, und wenn sie der Meinung ist, dass dieses oder jenes sie verletzt hat, dann bleibt sie auch dabei. Wenn der andere sich entschuldigt, gibt sie äußerlich nach und tut so, als wäre alles okay. Aber wirklich verzeihen, das kann sie nicht! Ihr Zorn ist verdeckt zu sehen: Türen schlagen (im äußersten Fall), schmollen oder ganz still werden.

Wenn es zu einem Streit kommt, dann ist Silicea passiv-aggressiv. Ihre Strafe für den anderen besteht aus körperlichem und/oder aber emotionalem Rückzug.

Wie trennt sich Silicea vom Partner?

Gar nicht! Den anderen zu verlassen, passt einfach nicht in ihr Weltbild. Sie hat eine sehr naive Vorstellung von Beziehungen. Sie lässt sich ausnutzen, und am Ende geht der andere.

Was sie für die Partnerschaft tun kann

Sie müsste ihr Glashaus verlassen, den inneren Vorhang zur Seite ziehen, um den Weg zu sich selbst zu finden. Und sie braucht Dynamik, Widerstandskraft und Elastizität! Wenn sie lernt, Fehlschläge zu akzeptieren und Minderwertigkeitkomplexe zu überwinden, dann kann sie zu einer standhaften Persönlichkeit heranwachsen!

Die körperlichen Symptome

Gemüt: Schwaches Herz, ängstlich, empfindlich gegen alle Eindrücke, Angst vor Nadeln.
Mund: Gefühl eines Haares auf der Zunge.
Hals: Pieksen wie von einer Nadel, geschwollene Ohrspeicheldrüsen.
Extremitäten: Veränderungen an den Nägeln, besonders weiße Flecken, einwachsende Zehennägel, Schmerzhaftigkeit der Füße vom Rist bis zu den Sohlen; Fremdkörper, Tumore.
Schlaf: Schlafwandeln, spricht im Schlaf.
Träume: Schreckliche Träume, erotische Träume oder Begebenheiten von früher.
Weibliche Genitalien: Eisige Kälte über den ganzen Körper, Zwischenblutungen.
Wohlfühl-Tipp: Ballett.
Der Silicea-Typ: Robin Williams in »One Hour Photo«.

Platin – das edelste Metall

HOCHMUT UND DEMUT

Das Mittel wird aus dem Edelmetall gewonnen, das allein durch seine Spannung einen Edelstein in seiner Fassung halten kann. Und ebenso steht der Platin-Typ unter enormer Spannung. Er ist genau, zuverlässig, gewissenhaft, sehr gerecht und dazu bereit, Verantwortung zu übernehmen. Hochmut ist eine Eigenschaft, die man in einer hohen Konzentration bei Platin findet. Denn dieser Typ hält sich für eine Persönlichkeit, die zu Höherem berufen ist! Und meist hat er damit sogar auch Recht. Er hat einen Hang zur Theatralik und ist unglaublich stolz. Er lügt sogar, um sein Ziel zu erreichen: Dann beginnt die Selbstdarstellung einer kalten, verachtenden, aber bildhübschen Plastikpuppe zu gleichen. Barbie lässt grüßen. Er/sie ist ausgesprochen elegant, gut aussehend, ein »echter Hingucker«!

Die Platin-Frau

Sie mag Ordnung, Pünktlichkeit und dass der andere zuverlässig ist. Gleichzeitig tobt unter der perfekten Fassade eine regelrechte Gier nach Aufregung und Attraktion. Sie hat ein hungriges Ego und muss sich ständig beweisen, wie außergewöhnlich sie ist. Es scheint, als wäre sie mit Gott eine ganz besondere Verbindung eingegangen, die ihr nun das Recht gibt, höher zu stehen als alle anderen. Kein irdischer und damit fehlbarer Mann könnte jemals an diese einzigartige Beziehung heranreichen.

Sie schöpft ihren Wert aus beruflichem Erfolg, aus ihrer sozialen Stellung und daraus, dass sie sich begehrt fühlt. Sie ist sprachbegabt, belesen und hat ein außergewöhnlich großes Kunstverständnis; es scheint, als könnte sie sich in diese WELTEN HINEINVERSETZEN. Wegen des permanenten Redeflusses wird Platin oft mit Lachesis verwechselt. Sie will, dass die Welt sie unter allen Umständen wahrnimmt. Was liegt darunter verborgen? Dieser Typ leidet unter großen Verlustängsten. Wenn man sie einmal verrät, wendet sie sich ab. Tief in ihrem Inneren, und trotz des extrem selbstsicheren Auftretens, glaubt sie, dass sie keine Daseinsberechtigung hat. Sie fühlt sich schuldig dafür, dass sie überhaupt geboren wurde. So entsteht die SPANNUNG zwischen dem, was sie nach außen hin zeigt, und dem, was sie innen fühlt. Bei keinem der anderen Mittel ist der Konflikt zwischen Hochmut und Demut so ausgeprägt wie bei Platin.

Hochmut als Überlebensstrategie

Wenn sie sich vormacht, sie wäre etwas Besonderes, dann ist das ihr Überlebensmechanismus. Nach außen hin erscheint sie oft freundlich, zuvorkommend, hilfsbereit und herzlich. Ihr Auftritt mag fast überlegen wirken, weil sie äußerlich so stark ist. Doch innerlich will und muss sie mit allem allein fertig werden. Sie ist kaum in der Lage, um Hilfe zu bitten. Beide Geschlechter möchten in ihrem tiefsten Wesen erkannt werden, und sie kämpfen offen dafür.

Der Platin-Mann

Auch er kann hochmütig sein! Er hat einen riesigen Wissensdurst! Dass er sich eigentlich für wertlos erachtet, überspielt er gekonnt, indem er sich selbst erhöht und andere erniedrigt. Innerlich empfindet Platin sich eher als schwach. Genauso wie sie hat auch er Angst davor, die Kontrolle zu verlieren. Alles ist ihm schnell zu eng (Flugangst, Klaustrophobie, Aufzug), vielmehr mag er es, wenn man ihm Platz einräumt – im Gespräch, räumlich und auch körperlich, damit er sich ausbreiten und ihm keiner zu nahe kommen kann. Ein HERRSCHERTYP auf der ganzen Linie.

Er spricht nicht gern über sich und macht lieber alles mit sich selbst ab. Er kontrolliert sich und zeigt nicht, was er fühlt. Wenn er verletzt wird, kann er mit höhnischer Geringschätzung reagieren oder verstummen.

Die Stärken des gesunden Platins

Platin hat hohe Ansprüche an eine Partnerschaft. Vertrauen und Verlässlichkeit sind für ihn sehr wichtig, und er ist bereit, diese auch zu geben. Sein Verstand ist scharf, seine Fähigkeit zur Analyse beachtlich und sein Wille enorm. Er ist idealistisch, romantisch, hat große Gefühlstiefe und erwartet in einer Beziehung das Gleiche vom Partner. Klarheit und Reinheit sind sein Ideal.

Platins Wunde

In der Kindheit hat Platin oft schwere Verluste erlitten, die ihn mit unbewältigter Trauer zurückgelassen haben. Auch sexueller Missbrauch ist möglich. Daraus resultiert ein Gefühl von Vereinsamung und Verlassensein, als sei er nicht geschaffen für diese Welt. Zu seinem Schutz flüchtet er in seine Fantasie. Dort ist er großartig (Superman, Spiderman) und legt sich seinen Mantel aus Hochmut um. Er erhebt sich über andere, um unantastbar zu sein. Platin ist das Sinnbild für Spannung schlechthin.

INFO

Platin in der Natur

Platin gehört zu den Schwermetallen. Der Name kommt aus dem Spanischen und bedeutet »silberähnlich«. Verwendet wird Platin zur Verarbeitung von edlem und teuerstem Schmuck, in elektrischen Geräten, als Zahnersatz und in Blitzableitern. Säuren können diesem Metall nichts anhaben. Es ist außerordentlich schwierig zu gewinnen und unvergleichlich in seiner Reinheit.

Wie Platin liebt

Platin steht jede Situation durch, ohne sich mitzuteilen. Oft kann ihr Partner sich nicht vorstellen, was in ihr vorgeht. Sie verdrängt eigene Bedürfnisse. Stattdessen ist sie liebevoll und hundertprozentig für die geliebte Person da. Ihre Zuneigung ist voller Hingabe. Und gleichzeitig vermeidet sie direkte Nähe, aus Angst, verlassen zu werden. Ihre andere Seite ist Grausamkeit und Stolz, wenn sie nicht als das Besondere geschätzt wird, als das sie sich selbst sieht. In dem Moment strahlt sie Unnahbarkeit aus, als sei sie einfach zu gut für ihren Partner.

Sex und Erotik

Der Platin-Typ ist sehr zärtlich, schmust und streichelt gern. Er mag intensiven Körperkontakt und animalischen Sex, gepaart mit feiner, ausgefeilter Erotik. Sein sexuelles Verlangen ist exzessiv. Er kann alle Varianten der Liebe spielen, und nichts erscheint ihm zu ausgefallen. Er ist hochsensibel, dementsprechend sehr schnell erregt, und lässt sich auf sexuelle Fantasien ein (»Eyes Wide Shut« mit Tom Cruise und Nicole Kidman). Platin ist extrem leidenschaftlich, und wenn seine Form der Sexualität zurückgewiesen oder aber übertrieben wird, kann er in die gegenteilige Welt der Askese abdriften. Affären? Wegen des hohen Erregungspotenzials kein Problem. Je höher die Spannung, umso schneller kommt es zum Sex.

Welche Bedingungen stellt Platin an den Partner?

Dieser Typ verachtet Männer oder Frauen, die sich nur mit Sex zufrieden geben, statt Liebe und spirituelle Erfahrungen zu wollen. Platin möchte bedingungslose Liebe, die den ganzen Menschen umfasst, obwohl es oft so aussieht, als würde sie genau das Gegenteil in ihrem eigenen Leben tun.

Was sie braucht, um sich sicher zu fühlen

Platin kann vieles hinnehmen, ist geduldig und herzlich. Da sie in ihrem tiefsten Inneren denkt, sie wäre überflüssig, ist es besonders wichtig für sie, dass ihr Partner sie um Rat fragt und diesen dann auch für wertvoll erachtet. Sie braucht jemanden, der zuverlässig ist und der ihr nur das verspricht, was er auch tatsächlich halten kann. Bei Lügen oder gebrochenem Versprechen zieht sie sich zurück, und es ist sehr schwer für sie, dem anderen je wieder zu vertrauen.

Kleine Signale, dass ein Unwetter droht

Wenn Platin sich in der Partnerschaft nicht wohl und sicher fühlt, kann RÜCKZUG ein erstes Signal sein. Sie wird gereizt, hat keine Lust mehr auf Sex und ist unnahbar, obwohl sie doch Nähe sucht.

Streit bei Stress

Wenn das Maß voll ist, kann der Platin-Typ hitzig und heftig reagieren. Nicht geachtet oder gar weggestoßen zu werden, entzieht ihm den Boden unter den Füßen. Dann beginnt er, den anderen verbal zu vernichten, und wird dabei extrem verletzend. Es ist, als würde »der Partner seziert, und zwar ohne Narkose«. Platin lässt denjenigen deutlich Missachtung spüren, der ihm wehgetan hat. Denn das ist sein Schutzmechanismus, auf den er immer wieder zurückgreift und der ihn nie im Stich zu lassen scheint.

Wie Platin hasst

Platin hat viel Verständnis für die Fehler anderer und kann auf einer gewissen Ebene auch vergeben. Doch jemandem wieder zu vertrauen, das ist etwas anderes. Im gesunden Zustand ist er zu bedingungsloser Liebe fähig. Aber er kann auch unversöhnlich sein und sagen »Ich will dich nicht mehr sehen, und du bekommst nichts mehr von mir!«

Wie trennt sich Platin vom Partner?

Sie verlässt selbst und tut alles, um nicht verlassen zu werden. Das wäre die größte Erniedrigung! Platin nimmt viele Fehler in Kauf und wählt vermutlich jemanden als Partner, der sie nicht verlassen wird, so dass sie letztlich die OBERHAND BEHÄLT.

Was er für die Partnerschaft tun kann

Der Schritt zur Heilung heißt, die Vergangenheit aufzuarbeiten und verzeihen. Zudem muss er sich selbst erkennen: seine SCHATTENSEITEN und besonders den Hochmut. Platin muss lernen, auch Demütigungen bereitwillig als »Prüfsteine auf dem Weg des inneren Wachstums« anzunehmen. Wichtig für ihn: die Kontrolle aufzugeben.

Die körperlichen Symptome

Gemüt: Lacht zur falschen Zeit, gestörter Sinn für Proportionen, verächtlich, idealistisch, stolz, arrogant, unhöflich.
Kopf und Gesicht: Taubheitsgefühl, besonders Wangen, Lippen.
Urogenitalbereich: Gesteigertes sexuelles Verlangen, wolllüstiges Jucken im Schambereich, Taubheitsgefühl.
Magen: Wolfshunger.
Extremitäten: Wadenkrämpfe, Taubheitsgefühl, Bandgefühl um einen Körperteil.
Schlaf: Neigt dazu, sich vollständig zu entblößen.
Träume: Verachtung, entweder vor sich selbst oder vor anderen; befürchtet, ausgelacht zu werden, sexuelle Träume.
Allgemein: Ein Wechsel zwischen seelischen und körperlichen Symptomen.
Atmung: Eingeschnürt, sofort verkrampft sein, alles schnell zu eng.
Was dem Platin-Typ gut tut: Mannschaftssport.
Der Platin-Typ: Demi Moore in »Enthüllung«.

Lycopodium – Bärlapp

DER MACHO

DAS MITTEL kommt überwiegend (aber nicht nur!) bei Männern vor. Er ist von sich selbst überzeugt, er ist immer im Recht, und wenn einer ihn richtet, dann er sich selbst. Bei Kritik und Zurechtweisung wird er sich drehen und winden wie ein Aal. Er will immer etwas beweisen. Umgekehrt glaubt er auch nichts, was der andere ihm nicht beweisen kann. Lycopodium erscheint zäh, unzerstörbar, unbeugsam, aber nicht stark. Gefühle sind für ihn gleichbedeutend mit Schwäche, und deshalb unterdrückt er sie. Stattdessen spielt er den Macho, weil er viele versteckte Ängste hat. Er versucht nach seinem Credo zu leben: »Männer weinen nicht« oder »Indianer kennen keinen Schmerz«.

Bloß keine Fehler!

Er hat eine große Furcht, Fehler zu machen, Angst, zu versagen und sein Gesicht zu verlieren, und am meisten davor, dass alle anderen ihn dann auslachen. Dieser Typ kann sein Gegenüber recht schnell durchschauen. Er erkennt Situationen blitzschnell und schätzt den Schwachpunkt des anderen sofort richtig ein.

Der Lycopodium-Mann

Er ist von seiner Arbeit besessen und kann vor SELBSTVERTRAUEN nur so strotzen. Fragt man ihn, wovor er in seinem Leben die größte Angst hat, wäre eine typische Lycopodium-Antwort: keinen geschäftlichen Erfolg zu haben, versagt oder seine Chance vertan zu haben. Er leidet an einem Mangel an Selbstvertrauen, ganz besonders gegenüber Autoritätspersonen. Er ist herrschsüchtig auf der einen Seite – duckmäuserisch auf der anderen Seite. Gleichzeitig ist der Lycopodium-Mann sehr ehrgeizig und kann sich aller Mittel bedienen, um Erfolg zu haben: befehlen, dominieren; raffiniert und berechnend sein. Er versucht, seine Arbeit zuverlässig zu erledigen, vergisst dennoch vieles und hat sein eigenes Schema, was wichtig ist und was nicht. Wenn er Dinge zusagt und dann doch nicht erledigt, will er nicht daran erinnert werden. Stattdessen macht er es geschickt zum Problem des anderen.

Die Lycopodium-Frau

Alle typischen Symptome können auch bei Frauen vorhanden sein. Sie sind verstandesorientiert, Gefühle sind weniger willkommen. Sie ist sehr diszipliniert: Alles hat seinen ganz bestimmten Rhythmus. Oft ist sie sehr gebildet, ernährungsbewusst, immer auf dem neuesten Stand. Doch die kleinste Unregelmäßigkeit lässt sie unsicher werden. Sie legt großen Wert darauf, dass ihr Körper gut durchtrainiert ist und dass andere dies auch bemerken. Wenn sie Unterstützung braucht, wird sie sich nur an kompetente Menschen wenden. Ihr mangelt es an Selbstvertrauen. Sie hat viele männliche Anteile, vernachlässigt jedoch ihre weibliche und intuitive Seite. Auf eine gewisse Weise versuchen Lycopodium-Frauen, die besseren Männer zu werden.

Die Stärken von Lycopodium

Lycopodium hat ein weiches Herz, lässt sich von Kummer und Elend bewegen. Seine Sympathie gehört dem Verlierer, auch wenn er versucht, dem Gewinner nachzueifern. Er ist sehr empfindsam und feinfühlig, hat aber nicht gelernt, dies auch zu zeigen und zu seinem Gefühl zu stehen. Er liebt seine Frau und seine Söhne und hat ein gestörtes Verhältnis zu Töchtern. Wenn er eine gewisse Macht erlangt hat, überschüttet er seine Familie mit Geld; im Beruf verteilt er höhere Posten. Das ist seine Art, sich bei Menschen zu bedanken. Er kann sehr berührbar sein: Wenn er darüber spricht, was seine Familie ihm Gutes tut, ist er so dankbar, dass er zu weinen beginnt.

Lycopodiums Wunde

Meist hat dieser Typ strenge Eltern – oder aber eine übervorsichtige Mutter – gehabt, kaum körperliche Nähe erfahren und nicht gelernt, Gefühle zu zeigen. Um Anerkennung zu bekommen, musste er Höchstleistungen vollbringen und bekam trotzdem kaum Lob. Wird ein Kind oft »niedergebrüllt«, so entsteht genau dort die Wunde, weil es sich machtlos fühlte. Lycopodium ist oft früh ohne Vater aufgewachsen und versuchte, den Verlust für die Mutter zu überbrücken. Doch das Kind verliert sich selbst, denn es kann die Lücke nie füllen. Zurück bleibt eine Missachtung sowohl für Männer als auch Frauen.

Wie Lycopodium liebt

Lycopodium bleibt unberührt. Seine Liebe gleicht eher freundlicher Zuneigung. Wenn er seine Frau als selbstverständlich erachtet, dann ist eine außereheliche Beziehung schnell möglich – auch wenn er sie nach wie vor auf seine freundschaftliche Art liebt. Lycopodium hat Angst vor Impotenz aufgrund seiner generellen Versagensängste.

INFO

Lycopodium in der Natur

Bärlapp gehört zur Gattung der Farne. Die Spore gleicht, wenn man sie von oben betrachtet, einem Mercedes-Stern (Statussymbol für Lycopodium!). Die Pflanze braucht Wasser sowohl im Boden als auch in hoher Luftfeuchtigkeit und die direkte Sonne. Lycopodium ist eine äußerst zähe Spore mit einer widerstandsfähigen Schutzmembrane. Diese Pflanze ist uralt und hat die Eiszeit überlebt.

Sex und Erotik

Sex ist für den Lycopodium-Typ ein Machtmittel. Er will von Frauen das, was er von Männern nicht bekommt – die Anerkennung seiner Männlichkeit. Er muss sich beweisen und flirtet gern. Impotent ist er nur bei seiner eigenen Frau. Er hat eine starke Libido, viele Fantasien und möchte Sex am liebsten jede Nacht. Es kommt vor, dass Lycopodium seine Partnerin verlässt, wenn er nicht befriedigt wird. Vor wirklicher Intimität hat er Angst. Bei Zurückweisung wird er aggressiv, weil ihm dann noch mehr Anerkennung fehlt. Sexuelle Frustration schlägt um in Wut, meist auf die Partnerin, der er Probleme unterstellt. Er ist wie ein bedürftiger kleiner Junge, der doch alles richtig gemacht hat und dann trotzdem kein Lob (Sex) bekommt. Seine sexuelle Bedürftigkeit fällt durch einen gewissen Schlafzimmerblick auf. Dass er Sex verweigert, kommt dagegen so gut wie nicht vor, denn dieser ist immer eine Möglichkeit, sich zu beweisen, wie männlich er ist.

Welche Bedingungen stellt Lycopodium an den Partner?

Der Lycopodium-Typ erwartet, dass seine Partnerin widerstandsfähig ist. Er ist erstaunt, wenn sie unzufrieden wird, denn er hält sich für einen guten Ehemann. Seine Frau würde sagen: »Er gibt vor, sich Sorgen zu machen. Aber er macht sie sich nicht wirklich. Wenn ich emotionale Hilfe brauche, ist er nicht da.«

Was er braucht, um sich sicher zu fühlen

Er liebt es, gelobt zu werden und Komplimente zu bekommen, weil es seine eigene Wertschätzung bestätigt. Er saugt Schmeicheleien förmlich in sich auf. Auch wenn er das Lob gar nicht verdient, nimmt er es gern an. Er fühlt sich am sichersten, wenn seine Frau gänzlich und gehorsam nur für seine Bedürfnisse lebt.

Kleine Signale, dass ein Unwetter droht

Zieht Lycopodium den Kürzeren, ist er ein schlechter Verlierer und schnell beleidigt. Typisch: sein häufiges Stirnrunzeln. Wenn er schon schlecht gelaunt von der Arbeit kommt, dann Vorsicht! Er mag KEINE VORSCHRIFTEN, fühlt sich leicht bedroht. Wenn alte Wunden angesprochen werden, kann er sehr ungehalten werden und entschieden sagen: »Jetzt hör endlich mal mit dem alten Mist auf. Damit solltest du nun wirklich abgeschlossen haben.« Das Problem ist immer der andere. Je mehr Lycopodium sich angegriffen fühlt, umso mehr muss er dem Partner zeigen, dass er die Hosen anhat.

Streit geht an die Nerven

Lycopodium fühlt sich so im Recht, dass er sich weigert, eine Sache auch nur zu diskutieren. Mitten in einer Auseinandersetzung – besonders, wenn der andere ein schlagendes Argument gebracht hat – steht er auf und geht. Er weiß schließlich genau, was richtig und was falsch ist. Bei den SELTENEN GELEGENHEITEN, bei denen er zugibt, dass er sich geirrt hat, meint er es nicht wirklich. Es ist eher ein ritterliches »Na gut, wenn du wirklich drauf bestehst«, und beinhaltet seine Großzügigkeit, weil der andere eben so unvernünftig ist.

Wie Lycopodium hasst

Der Lycopodium-Typ ist schnell beleidigt, vergisst aber auch schnell wieder. Sie brauchen ihm nur ein paar nette Worte über ihn zu sagen, und schon ist er wieder der Beste von allen. Lycopodium ist leicht zu umgarnen und sehr empfänglich für Schmeicheleien. Wenn er hasst, dann nur für einen kurzen Zeitraum. Er entschuldigt sich schnell und meint es in dem Moment dann sogar. Doch das Gefühl geht nicht tief, und so bleiben es leere Worte. Er fühlt nicht wirklich den Schmerz, wenn er jemanden verletzt hat.

Wie trennt sich Lycopodium vom Partner?

Er kann seine Familie ohne weiteres verlassen. Trennung findet dann statt, wenn er langfristig nicht das bekommt, was er braucht – vor allem Sex. Er kann an einem Abend noch mit Ihnen schlafen und am nächsten Morgen wie nebenbei sagen: »Unsere Beziehung hat einfach keinen Sinn mehr.« Lycopodium-Frauen verlassen ihre Ehemänner, wenn sie keine Anerkennung bekommen. Bei einer Scheidung würde er sagen, die Ehe war nie richtig gut, und er habe seine Partnerin nie wirklich geliebt.

3

Was er für die Partnerschaft tun kann

Es ist wichtig, dass er Gelassenheit und Stabilität lernt und seine Gefühle ausdrückt. Es geht um Mitgefühl mit anderen – nicht ums Rechthaben. Er muss sein Machtstreben bearbeiten und verstehen, dass er jedes Mal dann, wenn sein Machthunger auftaucht, irgendetwas verdrängt. An die Stelle der Macht sollte Hingabe treten.

Die körperlichen Symptome

Gemüt: Zurückhaltend, diskret, verschwiegen, skeptisch; im Kleinen sparsam, im Großen verschwenderisch, verwirrend: nennt z. B. Äpfel Pflaumen; Zwiebel Knoblauch; Rechtschreibfehler, Legasthenie, Klaustrophobie, Furcht, etwas Neues zu unternehmen.
Magen: Übermäßige Gasansammlung, geräuschvoller Blähungsabgang (aufgeblähtes, aufgeblasenes Ego), Sodbrennen, Völlegefühl nach wenig Essen, nachts Hunger.
Leber: Leberschwäche.
Träume: Ängstlich; von tödlichen Unfällen, von Bloßstellung; oder Streit mit dem Vater.
Wohlfühl-Tipp: Fußmassage, sowohl bekommen als auch geben.
Ein Lycopodium-Typ: Michael Douglas in »The Game«.

Staphisagria – Stephanskraut

BLOSS NICHT NEIN SAGEN!

DAS MITTEL, meist weiblich, frisst alles so lange in sich hinein, bis sie innerlich verhärtet. Ihr Glaubenssatz: »Ich darf die Beherrschung nicht verlieren. Das ist unter meiner Würde.« Sie versucht, ihre Selbstachtung sogar unter extremsten Bedingungen krampfhaft aufrechtzuerhalten. So unterdrückt sie sowohl ihre sehr feine Intuition als auch die damit verbundenen Gefühle. Sie lebt in einer Art innerer Agonie.

Der Staphisagria-Zustand entsteht meist aus enttäuschter Liebe. Staphisagria erzwingt nichts, zeigt nicht den geringsten Widerstand, sondern gibt auf und zieht sich zurück.

Obwohl sie eigentlich besonders gut von sich denkt, hält sie sich dennoch für unwichtig. Sie ist scheu und würde vermutlich nicht den ersten Schritt in einer Beziehung tun. Oft sucht sie sich Partner, die dominant und verletzend sind, denen sie sich dennoch vollkommen widmet. Das kann bis zur körperlichen Missachtung gehen. Wenn derjenige, der sie verletzt hat, nachher Blumen mitbringt, ist die Welt gleich wieder wunderschön.

Die Staphisagria-Frau

Ihr wichtigstes Merkmal ist, dass sie schlecht oder gar nicht Nein sagen kann. Alles wird unterdrückt – ihr Ärger und auch ihre Sexualität. Sie hat das Gefühl, dass sie allein kämpft gegen den Rest der Welt.

Staphisagria kann sich oft nicht wehren und hält an völlig unmöglichen Beziehungen fest. Wird sie gekränkt, lebt sie mehr schlecht als recht weiter, träumt jedoch von Verletzung und Rache. In ihrem Wesen ist sie so unterwürfig, dass sie die Schuld bei sich sucht und sich sogar dafür entschuldigt, wenn der Partner sie misshandelt hat. Sie würde alles tun, um es ihrem Mann recht zu machen, lebt sie doch ohnehin in der ständigen Angst, dass er sie zurückweist.

Wo bleibt bloß der Prinz?

Sie ist sehr romantisch und träumt immer wieder vom Märchenprinzen. In ihrer Fantasie legt sie jeden Blick eines Mannes entsprechend aus. Sie ist davon abhängig, dass ihre Träume auch in Erfüllung gehen. Wenn irgendetwas so nicht eintrifft, dann ist sie zutiefst enttäuscht. Sie merkt nicht, dass sie selbst es ist, die den Dingen eine so große Bedeutung gibt und dass sie sich damit immer wieder für neue Enttäuschungen öffnet. Der, den sie sich erträumt, und der, der letzten Endes vor ihr steht, haben nur wenig Ähnlichkeit miteinander.

Gehen ihre Wünsche nicht in Erfüllung, dann weint sie und lenkt sich sofort mit der nächsten Fantasie ab. Sie fügt sich ihrem Schicksal nach Niederschlägen, sie wird nicht bitter, und ihre Reaktion ist sanft. Sie resigniert eher und denkt: »Ein solches Risiko will ich lieber nicht mehr eingehen.«

Schutzlos ausgeliefert

Doch genau das Gegenteil passiert. Gerade weil sie keinen Hass und keine Grollreaktionen empfindet und andere Menschen wichtiger als sich selbst nimmt, fehlt ihr auch jeglicher Schutz gegen die seelischen Verwundungen. Vor lauter Angst, zurückgewiesen zu werden, lädt sie eine Enttäuschung nach der nächsten in ihr Leben ein – eine Art von sich selbst erfüllender Prophezeiung. »Sie hat doch selbst Schuld«, sagen Menschen, die sie kennen, »warum lässt sie sich auch so behandeln?« Doch das ist nur zur Hälfte richtig. So, wie sie zu 100 Prozent für ihre unablässigen Träumereien verantwortlich ist, so muss auch der Partner dafür geradestehen, dass er ihren Mangel an Grenzen oft schändlich missbraucht. Wenn der Schmerz so tief ist, dass sich Staphisagria irgendwie Luft verschaffen muss, dann tut sie das nicht, indem sie ihre wahren Gefühle ausdrückt, sondern durch Entrüstung, weil ihr Stolz so sehr verletzt wurde.

Der Staphisagria-Mann

Er ist bescheiden und spricht sanft und leise. Selbst wenn er ungerecht behandelt wurde, kann er nicht für sich einstehen. Er gibt bei Auseinandersetzungen schnell nach. Ärger, Zorn, Reizbarkeit und Erregung: All das unterdrückt er. Er lässt sich nichts anmerken und wird schließlich körperlich krank. Enttäuschungen und Demütigungen machen ihn sprachlos. Seine Tränen hält er zurück – er könnte sie nicht zeigen. Er grübelt stattdessen so lange vor sich hin, bis er nicht mehr schlafen kann. Irgendwann hält er sich endgültig von Beziehungen und von Nähe fern und lebt seine Fantasien entweder in kurzen Affären oder in Selbstbefriedigung aus. Manchmal treffen Sie den Staphisagria-Mann in Gestalt eines Workaholics. Doch anders als bei Lycopodium geht es ihm dabei nicht um Geld und Anerkennung, sondern um den Dienst am Nächsten.

Die Stärken der gesunden Staphisagria

In ihrem Wesen ist sie sanft, zart, liebevoll und darum bemüht, sich ihrem Partner absolut hinzugeben. Diese Menschen sind so friedfertig, dass sie niemandem wehtun wollen. Der Staphisagria-Typ hat einen zutiefst guten und freundlichen Charakter. Er ist zuverlässig, kooperativ und äußerst einfühlsam – wahre Freunde.

Staphisagrias Wunde

Das Staphisagria-Kind hat früh gelernt, seinen Unmut nicht auszudrücken. Oft ist ein Elternteil selbst ein Staphisagria-Typ, und weil das Kind instinktiv die Angst vor Aggressionen spürt, lässt es sich davon anstecken. Meist finden sich abwertende Sätze in der Geschichte dieses Menschen wie »Du bist zu nichts zu gebrauchen« oder »Du bist zu sensibel für diese Welt«. Das Kind lernt, Schmerzen zu vermeiden, indem es brav wird. So brav, dass es einfach alles mit sich machen lässt.

Wie Staphisagria liebt

Sie ist sehr sensibel und will niemanden verletzen, weil sie aus Erfahrung weiß, wie groß der Schmerz ist, abgewiesen zu werden. Ihr Wesen ist niemals aggressiv, aber es kann sein, dass sie durch ihre Sanftmut andere aggressiv macht. Aus ihrem Leben kann eine Dauereinladung zum Verrat werden, weil sie nie gelernt hat, sich durch Grenzen Respekt zu verschaffen. So wird sie unter Umständen für den Partner zum emotionalen Fußabtreter.

Sex und Erotik

Der Staphisagria-Typ hat starke sexuelle Fantasien, die häufig zu Masturbation führen, wenn sie unerfüllt bleiben. Auf Zurückweisung reagiert er sehr empfindlich. Er taucht ab in seine Fantasiewelt, malt sich die allertollsten Dinge aus und endet schließlich wieder in der Selbstbefriedigung, um irgendeine Art von Einheit zu spüren. Wenn der andere jedoch Sex will, aber Staphisagria eigentlich nicht, lässt sie trotzdem vieles mit sich machen, weil sie einfach dankbar ist.

INFO

Staphisagria in der Natur

Das homöopathische Mittel wird aus den getrockneten Samen des Rittersporns gewonnen. Sie haben die Größe und die Form von Rosinen. In der Hülle sitzen sie so eng beieinander, dass sie sich verformen. Sie scheinen sich aneinander zu schmiegen, als wollten sie miteinander verschmelzen. Die Pflanze ist giftig und kann Lähmungen an Herz und Atmung bewirken.

Welche Bedingungen stellt Staphisagria an den Partner?

Eigentlich hat sie keine Bedingungen. Sie möchte sanft sein und nicht verletzen. Sie braucht Ehrlichkeit, Zuverlässigkeit, dass ihr Partner ihr zuhört, und sie wünscht sich, liebevoll gehalten zu werden.

Was sie braucht, um sich sicher zu fühlen

Der Partner soll aufrichtig an ihr interessiert sein, dann spricht sie auch über das, was sie tatsächlich fühlt. Das geht jedoch nur, wenn der Partner sie nicht zu stark beeinflusst und verformt, da sie sich sonst keine eigene Meinung bilden kann.

Keinerlei Signale, dass ein Unwetter droht

Von Staphisagria-Typen ist kein Streit zu erwarten, da sie sich alles gefallen lassen und immer bereit sind, die Schuld bei sich zu suchen. Allenfalls nach jahrelanger Unterdrückung brechen schließlich die WAHREN GEFÜHLE hervor. Dann sind sie schon am Morgen übel gelaunt oder gereizt, wissen jedoch nicht warum. Sie sind mit ihrem Leben unzufrieden, haben aber Schwierigkeiten, dies auszudrücken.

Sprachlos streiten

Wenn der andere laut wird, bekommt Staphisagria Angst und ist sprachlos, weil sie keinen Zugang mehr zu dem findet, was sie sagen wollte. Dann würde sie alles tun, damit der andere aufhört; meist zittert sie innerlich. Wenn sie sich nicht mehr zu helfen weiß, kann sie mit Dingen werfen oder den Raum mit knallender Tür verlassen.

Wie Staphisagria hasst

Sie ist nicht nachtragend – noch nicht einmal, wenn es wirklich angebracht ist, hegt sie irgendeinen Groll. Doch irgendwann läuft auch bei ihr das Fass über: Der Ausbruch von unterdrückten Gefühlen kann sich körperlich, seelisch oder geistig entladen.

Wie trennt sich Staphisagria vom Partner?

Sie kann sich nicht trennen und bleibt sogar bei jemandem, der ihr Schmerz zufügt. Eine Dosis Staphisagria kann dann wie homöopathisches »Rohrfrei« wirken und das Tor zu dem öffnen, was unterdrückt ist. Alles wird möglich, von Wutausbrüchen bis zur Trennung. Passen Zeitpunkt und Mittel zusammen, sogar innerhalb von Minuten!

Was sie für die Partnerschaft tun kann

Es geht darum, wieder die Regie für das eigene Leben zu übernehmen. Der Staphisagria-Typ muss damit aufhören, sich selbst nicht ernst zu nehmen und sich selbst zu vergessen. Er muss lernen, seine Träume zu leben, statt sein Leben zu träumen.

Die körperlichen Symptome

Gemüt: Böse Folgen von Kummer und Demütigungen, liebenswert, redet laut mit sich selbst, sentimental, sexuelle Fantasien.
Augen: Gerstenkörner.
Zähne: Zahnbeschwerden, Karies, Zahnfleischentzündungen.
Urogenitaltrakt: Honeymoon-Blasen-Entzündungen, besonders nach Sex.
Allgemeines: Langsames, schmerzhaftes Heilen von Schnittwunden durch chirurgische Eingriffe (Unterleib, Hernien, Kaiserschnitt, Prostata), Verhärtungen.
Extremitäten: Zittern bei Gemütsbewegungen.
Haut: Psoriasis (Schuppenflechte).
Träume: Erotisch, bei Männern mit Samenerguss.
Wohlfühl-Tipp: Bauchtanz und Bioenergetik.
Der Staphisagria-Typ: Julia Roberts in »Der Feind in meinem Bett«.

Natrium chloratum – Kochsalz

FESTHALTEN AN ALTEM KUMMER

DAS MITTEL hilft den Menschen, die vor allem eines wollen – alles richtig machen! Um dieses Ziel zu erreichen, verschanzt Natrium sich hinter Perfektionismus. Meist ist er außerordentlich verschlossen und immer auf der Hut. Da er aber ein guter Schauspieler ist, kann er nach außen hin mitteilsam wirken, ohne irgendetwas aus seinem Inneren preiszugeben. Er scheint von einer Mauer umgeben zu sein. Um sich vor Verletzungen zu schützen, hält er eisern an alten Gewohnheiten fest und folgt nicht seiner Intuition. Die Ursache: alter, nicht verarbeiteter Kummer. Natrium erstarrt innerlich zur Salzsäule und begibt sich nicht in den Fluss des Lebens. Doch Alkohol – auch das ist typisch – lockert jede Barriere: beim Sprechen ebenso wie beim Sex. Das Loslassen von geliebten Menschen und alten Emotionen fällt Natrium schwer! Er befürchtet die Kontrolle zu verlieren, jemandem zu vertrauen, ausgelacht oder zurückgewiesen zu werden. Er ist verantwortungsbewusst; sachlich auf der Verstandesebene, jedoch naiv bei Emotionen. Und er ängstigt sich vor dem Tod und davor, dass etwas Schreckliches passiert.

Die Natrium-Frau

Sie ist überempfindlich, verschlossen, spricht nur ungern über sich, ist aber eine ausgezeichnete Zuhörerin. Menschen vertrauen ihr, weil sie instinktiv spüren, dass sie das Problem nicht weitererzählt. Aufgrund ihres Mitgefühls nimmt sie den Kummer von anderen in sich auf und grübelt lange darüber nach, wie sie am besten helfen kann.

NICHTS WIRD JEMALS VERGESSEN: Um sie zu verletzen, reicht schon der kleinste Anlass, doch zeigt sie es nicht, aus Furcht vor Ablehnung. Sie kann länger als jedes andere Mittel bei alten Kümmernissen und unangenehmen Situationen verweilen. Auf Kritik und Tadel reagiert sie empfindlich. Beides bleibt ewig in ihrem Gedächtnis haften. In Gesundheitsfragen ist Natrium sehr pingelig; das entspringt ihrem übermäßigen Bedürfnis nach Kontrolle. Die Wohnung ist oft makellos aufgeräumt, sauber, steril, aber ohne Einladung zur Nähe. Veränderungen mag sie nicht: Das ist zu gefährlich für ihre Emotionen.

ICH GEB DIR WAS: Dadurch kompensiert Natrium das fehlende Selbstwertgefühl und erhält Anerkennung. Sie hat Angst davor, ein schlechter Mensch zu sein, wenn sie nicht genug gibt. Sie glaubt aus Liebe zu geben, sieht aber nicht, dass sie es zwanghaft tut. Sie kann schlecht Nein sagen, ohne sich schuldig zu fühlen. Zudem wertet sie sich ständig ab, so dass Komplimente sie nicht wirklich erreichen. Sie legt viel Wert auf ihre äußere Erscheinung: Sie ist die Frau, die nie ohne Make-up das Haus verlassen würde.

WENN KUMMER ZUR DEPRESSION WIRD: All die zurückgehaltene Trauer aus den früheren Erfahrungen wird aus dem Bewusstsein verdrängt, aber im Körper gespeichert. Nicht der Intellekt speichert die Erinnerung, sondern der Körper! Wenn die Sammlung alter Wunden schließlich komplett ist, dann rückt das, was unterdrückt wurde, wieder ins Bewusstsein und wird dort als tiefe Traurigkeit oder sogar als Depression wahrgenommen.

Der Natrium-Mann

Er nimmt alles um sich herum wahr und speichert sowohl positive als auch negative Erfahrungen. Auf der einen Seite macht ihn das mitfühlend, dankbar, treu, und er ist anderen zugeneigt. Doch auf der anderen Seite hält er auch an **NEGATIVEN GEFÜHLEN** wie Ärger fest. Er grübelt intensiv über vergangene Enttäuschungen, Verletzungen, Sorgen und Kränkungen und lässt diese an ihm nagen. Nichts ist für ihn schlimmer als über sich selbst zu reden. Seine eigene Leistung muss perfekt sein, und dabei ist er sehr selbstkritisch. Auf sein Wort kann man sich hundertprozentig verlassen.

Die Stärken des gesunden Natriums

Dieser Typ hat hohe moralische Werte, ist sehr fürsorglich, liebt Kinder und Tiere, ist sensibel, mitfühlend, ein guter Zuhörer. Natrium ist integer, verlässlich und vernünftig. Ein Organisationstalent, diplomatisch, humorvoll und kooperativ. Ein Fels, auf den man wahrhaft ein Haus bauen kann.

Natriums Wunde

Das Kind fühlt sich missachtet und setzt diese Zurückweisung mit einem Treuebruch gleich. Es leidet stark unter dem Entzug von Zuneigung, auch wenn es so tut, als wolle es keine Berührung. Oft haben die Eltern zu viel Gewicht auf Pflicht und Verantwortung gelegt und das Kind zu früh zu Gehorsam und Disziplin erzogen; damit haben sie es seiner Kindheit beraubt. Es wird zu einem kleinen Erwachsenen und bekommt dadurch noch weniger Aufmerksamkeit. Aus Angst vor erneuter Zurückweisung wird dieser Konstitutionstyp seine Bedürfnisse irgendwann nicht mehr äußern.

INFO

Natrium chloratum in der Natur

Das gewöhnliche Kochsalz (Natrium chloratum oder auch Natrium muriaticum) ist eine ganz alltägliche Substanz. Salz nimmt auf, bindet Wasser an sich, kristallisiert und konserviert. Es gibt Speisen seinen ganz spezifischen Geschmack. Kristallisiertes Salz steckt, sofern es seiner Natur entsprechend belassen wird, voller wertvoller Mineralstoffe.

Wie Natrium liebt

Dieser Typ ist sehr romantisch. Er möchte geliebt werden, so wie er ist, und zwar ohne dass er sich selbst so liebt, wie er ist! Die gebende Rolle entspricht seiner »verdrehten Wahrnehmung«, dass er nicht um seiner selbst willen geliebt wird, sondern aufgrund seiner Nützlichkeit. Er wird vornehmlich Beziehungen suchen, auf die er sich nicht ganz einlassen muss. Er wechselt seine Partner relativ schnell oder verliebt sich in unerreichbare Personen. Dabei hält er seine Zuneigung oft jahrelang geheim, oder er trauert einer verflossenen Liebe unendlich nach.

3

Sex und Erotik

Die Palette von Möglichkeiten reicht von strikter Moral bis hin zu sexueller Offenheit, solange dabei keine wirkliche Nähe entsteht. Natrium kann Schwierigkeiten haben, zum Orgasmus zu kommen, weil er dadurch zu verletzlich werden könnte. Von einer Natrium-Frau wird es kaum Ansprüche auf Sex geben. Bei Zurückweisung ist der Natrium-Mann beleidigt und fühlt sich als Person abgelehnt. Sein Stolz ist verletzt. Wenn der Partner Sex von ihm will, ist Natrium bereit, zu geben. Er würde nicht sagen: »Ich mag jetzt nicht«, sondern lieber zu einer Notlüge greifen wie »Ich habe Kopfschmerzen«, weil er niemanden verletzen möchte.

Welche Bedingungen stellt Natrium an den Partner?

Auf einer unbewussten Ebene möchte sie vom anderen das bekommen, was sie selbst nicht geben kann. Der Partner sollte möglichst GEDANKEN LESEN können, so dass sie ihn nicht um etwas bitten muss. Natrium ist sehr enttäuscht, wenn der Partner sein Versprechen oder wichtige Daten wie Geburts- und Hochzeitstage vergisst.

Was sie braucht, um sich sicher zu fühlen

Verlässlichkeit! Ihr Partner muss meinen, was er sagt, und darf nichts leichtfertig versprechen. Sie legt alles auf die Goldwaage. Natrium benötigt Zeit, bis sie über sich selbst sprechen kann. Sie sehnt sich nach Nähe, lehnt diese aber ab. Sie braucht die Möglichkeit, dass die Tränen ihres TIEFEN SCHMERZES fließen können, will auf keinen Fall Trost, denn das verschlimmert die Beschwerden.

Kleine Signale, dass ein Unwetter droht

Natrium sagt nie direkt, was los ist. Er meckert stattdessen über andere, über das Essen oder seinen Chef. Diese vielen kleinen NÖRGELEIEN sind ein Zeichen dafür, dass sich etwas anstaut. Was er vielleicht nicht sagen kann, ist zum Beispiel, dass sein bester Freund ihn versetzt hat. Oder dass bei einem wichtigen Job jemand anderes vorgezogen wurde.

Streit auf kleiner Flamme

Natrium-Männer sind aggressiver als ihr weibliches Pendant. Sie sind gute Zuhörer, verstehen den anderen auch, doch für sich selbst können sie kaum oder gar nicht einstehen. Sie mögen vielleicht eine Auseinandersetzung anfangen, aber sobald der andere laut oder gar verletzend wird, ziehen sie sich hinter einer Mauer aus Schweigen zurück. Damit bestrafen sie den anderen. Sie gehen in die Opferrolle. Mit ihrem säuerlichen Gesichtsausdruck machen sie dann ihrem Partner ein schlechtes Gewissen.

Wie Natrium hasst

Er hat einen großen Hass auf Personen, die ihn früher beleidigt, verletzt oder gedemütigt haben. Es mag zwar nach außen so aussehen, aber Natrium kann nicht wirklich vergessen, solange die alte Wunde noch da ist. Rache kommt oft spät – und dann völlig unerwartet.

Wie trennt Natrium sich vom Partner

Er kann sich plötzlich und ohne Vorwarnung trennen. Er hat lange darüber gegrübelt, sich aber nicht mitgeteilt. Er meint, alles probiert zu haben, hat aber kein Wort über sich gesagt. Auch die Trennung findet fast ohne Worte statt, man könnte sonst hinter die Mauer sehen. Natrium tritt die Flucht nach vorn an, weg vom Schmerz.

Was er für die Partnerschaft tun kann

Er muss lernen, dass er nicht zum Geben gezwungen ist, sondern dass er seinem eigenen Schmerz nachspürt, um ihn mit seinen Tränen fortzuspülen. Danach kann er sich frei entscheiden, ob er geben möchte oder nicht. Er muss unabhängig von der Liebe anderer werden.

Die körperlichen Symptome

Gemüt: Verschlossen, würdevoll, depressiv, ernst, korrekt, pflichtbewusst, Abneigung gegen Gesellschaft und Trost.
Weinen: Viel, gar nicht, nur allein, grundlos, beim Lachen.
Haut: Hautausschläge in den Gelenkbeugen (oft Neurodermitis).
Allgemein: Trockenheit, Austrocknung, Verschlechterung bei Sonne.
Kopf: Verschiedene Migräneattacken und Haarausfall.
Gesicht: Herpesbläschen an der Oberlippe, Landkartenzunge.
Nase: Fließschnupfen, Heuschnupfen.
Hals: Kloßgefühl.
Genitalbereich: Schmerzhafter Koitus, Trockenheit der Scheide, Schmerzen beim Sex, Angst vor Ansteckung; späte Regelblutung, kann kein Wasser lassen, wenn jemand in der Nähe ist; Nierenerkrankungen.
Schlaf: Einschlafen schwierig wegen zu vieler Gedanken.
Träume: Einbrecher, Meer, vom Ertrinken, Durst, von der Wüste.
Wohlfühl-Tipp: Massage und körperliche Berührung.
Ein Natrium-Typ: Johnny Depp in »Edward mit den Scherenhänden«.

Sulfur – Schwefel

DER HITZIGE CHAOT

DAS MITTEL hat eine selbstreinigende Kraft. Sulfur kann viele verschiedene Formen annehmen, so auch im äußeren Erscheinungsbild: Die einen sind träge, meist dick und faul; die anderen sind groß, dünn und begeisterte Philosophen. Max und Moritz lassen grüßen! Manche sind sauber und penibel – andere das genaue Gegenteil. Wer einem Sulfur-Menschen begegnet, kann das Gefühl haben, von einer Dampfwalze überrollt zu werden. Sulfuriker verleugnen ihre Gefühle und ähneln in dieser Beziehung Natrium!

Die Sulfur-Frau

Bei ihr ist das Mittel eher selten vertreten, hat aber – abgeschwächt – fast die gleichen Eigenschaften wie der Sulfur-Mann. Typisch für sie sind Symptome wie: Findet nirgends Ruhe, weder am Tag noch in der Nacht; hat Angst vor der Zukunft, weil sie dort nur Elend sieht. Sulfur ist sehr egoistisch.

Der Sulfur-Mann

Er ist GELTUNGSBEDÜRFTIG und KONTAKTFREUDIG, ein durchaus interessanter Gesprächspartner, wenn man Lust auf einen längeren geistigen Ausflug hat. Er gibt gern das Geld anderer aus, lebt nach dem Lustprinzip und »flattert von einer Blüte zur nächsten«.

ALLES IST EXZESSIV: Diese Menschen sind leidenschaftlich, feurig, haben Spaß an fleischlichen Gelüsten, intellektuellen Höhenflügen, romantischer Liebe … Sie saugen das Leben auf wie ein riesiger Schwamm. Sie sind sehr kreativ; ihre ansteckende Begeisterung zieht andere in ihren Bann. Oft stehen sie im Rampenlicht und werden von der Öffentlichkeit wahrgenommen. Die meisten Menschen, die Sulfur brauchen, sind extrovertiert.

Gelobt sei, was Spaß macht

Die Freiheit, das zu tun, was er möchte, schätzt er höher als alles andere. Er will jedem nach Belieben sagen, was ihm gefällt. Er ist stolz; lieber selbstständig, als für jemanden zu arbeiten. Er erwartet Respekt von anderen Menschen, interessiert sich aber nicht für deren Meinung.

HER MIT DEN SCHÖNEN DINGEN! Sulfur hält Frauen für selbstverständlich und denkt auch, dass Männer ihnen überlegen sind. Er verhält sich wie ein verwöhnter Sohn reicher Eltern. Was er begehrt, kann er nicht schnell genug bekommen. Obwohl er jegliche Verantwortung ablehnt, glaubt er dennoch, sich verantworten zu müssen, und ist dann sauer: »Egal, was ich mache, immer bekomme ich die Schuld.« Er lebt in einer perfekten Illusion über sich selbst und die Welt und will sich alles so zurechtbiegen, dass es für ihn passt. Dabei hält er sich für den Größten und ist ein Egoist und Angeber. Bei Versagen fühlt er sich beschämt und glaubt, dass er verachtet wird.

SAMMELTRIEB UND SCHMUDDELECKE: Sauberkeit ist nicht gerade seine Stärke. Es umgibt ihn eine Schmuddelschicht, die man fast als Schutzschicht interpretieren könnte. Er knabbert gern an seinen Fingernägeln, flucht wortreich, schimpft gern laut vor sich hin und hebt alles auf, weil man es noch einmal brauchen kann. Basteln, ausprobieren, sammeln, Flohmärkte besuchen – das fasziniert ihn. Er räumt seinen Arbeitsplatz nicht auf, und es sieht chaotisch aus. Aber er weiß ganz genau, wo sich jeder kleine Zettel befindet. Wehe, jemand räumt auf!

Die Stärke des gesunden Sulfur

Seine Schwäche ist seine Stärke: So wie er sich selbst begeistert, steckt er andere mit seiner Begeisterung an, ermutigt sie, ihr Leben zu leben. Sein Geist und Wissensdrang gleichen oft einer unerschöpflichen Bibliothek, Genie und Wahnsinn sind oft nur einer Herzschlag voneinander entfernt. Seine Kreativität kann, wie bei Mick Jagger, Massen entfesseln.

Sulfurs Wunde

Geringschätzung und Verachtung, Demütigung und Bloßstellung seiner Person – das ist es, womit Sulfur meist groß geworden ist. Oft hat er sowohl körperliche als auch seelische GEWALTANWENDUNG ERLEBT und wurde bei Gefühlsausbrüchen fortgeschickt. Weil er selbst oft behandelt wurde, als sei er nichts wert, geht er mit seinen Mitmenschen ebenso um. Er baut eine Front von aggressiver Kraft auf, die davon ablenkt, wie verletzlich, sensibel und traurig er eigentlich ist.

Wie Sulfur liebt

Vertrauen, Bindung und intime Nähe sind für ihn ein Problem, denn eben dadurch könnte die andere Person Macht über ihn erlangen. Partnerschaft beruht für ihn auf gutem Sex, Abenteuer und anderen Aktivitäten, die beiden Spaß machen. Er verliert schnell das Interesse, wenn er denkt, dass seine Partnerin nicht mit ihm mithalten kann. Doch wenn wirklich eine intime Beziehung entsteht, fühlt sich Sulfur eins mit ihr und verteidigt sie genauso wie sich selbst.

INFO

Sulfur in der Natur

Schwefel ist das Element mit der größten Strukturvielfalt: Es hat fast keinen Geruch und keinen Geschmack, im Gegensatz zu Schwefelwasserstoff, einem farblosen stark giftigen Gas, das durch seinen unangenehmen Geruch nach faulen Eiern auffällt. Sulfur ist angeblich der Stoff, der das Höllenfeuer nährt. Schwefel wurde früher zur Räucherung angewandt, da die Dämpfe desinfizierend wirken.

Sex und Erotik

Sex ist wichtig, um zu zeigen, was für ein großartiger Liebhaber er ist. Doch auch, wenn er seine Partnerin zuerst befriedigt und es so aussieht, als würde er viel Rücksicht auf sie nehmen, geht es ihm immer nur um ihn selbst. Er hat eine starke Libido. Dabei beschränkt sich das VERLANGEN auf die körperliche Ebene. Es geht nicht um Intimität, sondern darum, die entstandene Spannung durch sexuelle Lust zu entladen. Das Mittel Sulfur sucht eher die Dominanz über eine andere Person und nicht so sehr den Austausch von Zärtlichkeiten.

Bei Zurückweisung reagiert er sehr empfindlich und sucht den Fehler beim anderen. Er kann kein Nein akzeptieren, ohne ganz genau zu wissen, was das Problem ist. Wenn sie sagt: »Mir fehlt die Nähe«, könnte seine Antwort lauten: »Du mit deinem Psychomüll!« Sagt sie: »Mit unserer Beziehung stimmt etwas nicht«, reagiert er vielleicht so: »Mit unserem Sex stimmt etwas nicht.« Wenn man Sulfur zum Sex einlädt, wird er kaum ablehnen.

Welche Bedingungen stellt Sulfur an den Partner?

Er will, dass die Partnerin einfach einsieht, wie wichtig Freiheit für ihn ist. Und dass er diese für seine KREATIVITÄT und seine SELBSTVERWIRKLICHUNG einfach braucht! Sulfur-Männer glauben, dass sie lediglich für das Geldverdienen zuständig sind. Seine Partnerin soll am besten nur zu Hause sein und ihn bedienen.

Was er braucht, um sich sicher zu fühlen

Dieser Typ ist sehr selbstbezogen. Anderen zuzuhören fällt ihm schwer. Wenn ihn etwas langweilt, verliert er sofort das Interesse. Also muss man seine Begeisterung wecken, indem man zum Beispiel fragt: »Wie würde es dir gehen, wenn ...?« Hauptsache, es geht um ihn.

Kleine Signale, dass ein Unwetter droht

Spannung entsteht, wenn Sie versuchen, Sulfur anzuweisen, dieses oder jenes zu tun. Das kann er überhaupt nicht leiden! Wenn Sie ihn daran erinnern, was er noch nicht erledigt hat, wird er sauer. Er will keine Fehler eingestehen. Enttäuschungen im Beruf oder darüber, dass jemand nicht erkennt, wie großartig er ist, kann bei ihm die Weichen auf Ärger stellen.

Streit? Feuer unterm Dach!

Sulfur lebt nach dem Motto »Angriff ist die beste Verteidigung«. Er ist davon überzeugt, dass nur seine Arbeit schwierig und ermüdend oder wichtig ist. Er kommt nach Hause, wo seine Frau sich um die drei kleinen Kindern kümmert, und ist erbost, dass das Essen noch nicht fertig ist. Er zögert keine Sekunde, dann auch noch zu fragen, was sie den ganzen Tag gemacht hat. Er braucht nicht dankbar zu sein, weil ja alles ihm zu verdanken ist. Wenn sie ihn (erneut) um Hilfe bittet, dann faucht er: »Ich mache das in meiner eigenen Zeit, und du musst mich nicht daran erinnern!« Dann wird er sein Versprechen wieder einmal nicht halten, sich schlecht benehmen und untreu sein.

Wie Sulfur hasst

Sulfur ist schnell im Vergeben und Vergessen: »Was interessieren mich die Worte von gestern? Lass uns essen, reden, Spaß haben und das Leben genießen.« Er geht den für ihn am besten erscheinenden Weg, nämlich den des geringsten Widerstandes.

Wie trennt Sulfur sich vom Partner?

Er verlässt seine Partnerin leicht und ohne Reue. Und er kann gar nicht verstehen, dass sie damit ein Problem hat. Schließlich kann man sich ja schnell wieder verlieben! Wird er aber verlassen, bricht seine Welt zusammen. Er sucht Zuwendung, bettelt um die Beziehung und versucht, irgendjemandem die Schuld zu geben. In einem solchen Fall verfällt er in tiefes Selbstmitleid.

Was er für die Partnerschaft tun kann

Das Mittel bringt all das zum Vorschein, was zuvor unter den Teppich gekehrt wurde. Der Sulfur-Typ lernt, die weiche Seite seines Lebens zu zeigen und zuzugeben, dass er einen Fehler gemacht oder anderen unrecht getan hat. Sulfur muss sich trauen, Fehler zu machen, diese auch als solche zu erkennen und zu ihnen zu stehen. Sein Kopf muss davon befreit werden, maßlos von sich selbst überzeugt zu sein und alles können zu müssen.

3

Die körperlichen Symptome

Gemüt: Warmblütige Menschen. Viele Ideen, ichbezogen, faul, unordentlich, Träumer, Prahlerei, extrovertiert, Ekel.
Allgemein: Beschwerden, die zu Rückfällen neigen: bei langwierigen Krankheiten, nach Unterdrückungen von Krankheiten, z. B. mit Antibiotika. Brennende Beschwerden.
Kopf: Wochenendkopfschmerz.
Augen: Entzündungen mit Gefühl von Sand in den Augen.
Nase: Empfindlich bei Gerüchen von anderen – liebt aber seinen eigenen Geruch.
Magen: Entzündungen, Geschwüre, Sodbrennen.
Stuhlgang: Morgendlicher Durchfall, aus dem Bett treibend.
Haut: Juckreiz, schlimmer durch Hitze, alle Sorten von Pilzen.
Schlaf: Schlaflosigkeit.
Träume: Alpträume, lebhafte Träume.
Wohlfühl-Tipp: Arbeiten im sozialem Dienst; Feuerlauf über glühende Kohlen.
Ein Sulfur-Typ: Jim Carrey in »Bruce allmächtig«.

Aurum – Gold

DIE ANGST VOR DEM SCHEITERN

DAS MITTEL hat die wichtigen Leitgedanken: Geld, Arbeit, Pflicht. Sein individuelles Leben wird der Erfüllung von Zielsetzungen geopfert. Aurum würde sich fast selbst zerstören, um sein Ziel zu erreichen, weil alles andere Versagen bedeutet. Weitere Themen sind: Macht, Prunk, Schönheit, Religion. Wird Aurum krank, dann oft wegen eines finanziellen Ruins.

Die Aurum-Frau

Sie hat eine gewisse Schwere, als ob eine dunkle Wolke über ihr hängt. Sie neigt zum Grübeln über scheinbare Nichtigkeiten; sie nimmt das Leben zu schwer, zu ernst; all ihre Beschwerden verschlimmern sich nachts. Für sie muss die Sonne (Symbol für Aurum) scheinen, damit es ihr gut geht. Daher ist eines ihrer Symptome »Fühlt sich besser bei Veränderung von schlechtem zu sonnigem Wetter«.

BETEN UND FLEHEN: Sie ist sehr religiös, manchmal sogar zwanghaft, und sie weint viel, wenn ihr Flehen nicht erhört wird. Wenn sie ihre Pflichten vernachlässigt oder Fehler macht, fürchtet sie um ihr Seelenheil und tadelt sich unaufhörlich. Dass sie ihre Gefühle wie Hass und Ärger nicht immer unterdrücken kann, macht sie ungeheuer gereizt und wütend. Manchmal wird sie verletzend und gefühllos, um ihren Partner bis ins Mark zu treffen.

Immer diese Angst ums Geld

Auch die Aurum-Frau befürchtet finanziellen Ruin, weil das, genau wie für ihn, Versagen bedeutet. Die Verzweiflung kann so groß sein, dass sie sich deshalb vollkommen aufgibt. Aurum kann nicht damit leben, gescheitert zu sein, eher bringt sie sich um! Im gesunden Zustand dagegen ist Aurum sehr großzügig und steht für Fülle.

Der Aurum-Mann

Sein Leben ist auf Leistung, Ehre, Geld und Karriere ausgerichtet. Er ist ebenfalls sehr verantwortungsbewusst, denkt mit dem Herzen und will oft mehr »tragen«, als er eigentlich kann. Er nimmt jede Zurechtweisung schwer, ist kritisch mit sich selbst und macht sich komplett nieder. Zu sterben scheint für Aurum eine Erlösung vom Leben zu bedeuten. Er würde Selbstmord begehen, aber nicht, wenn es seinem Pflichtgefühl widerspricht. Der Aurum-Mann ist großzügig zu seiner Frau/zur Familie und zu Freunden. Doch er wird sehr ungehalten, wenn sie ihm nicht dankbar sind. Er fährt ein teures Auto, seine Wohnungseinrichtung kann (zu) prunkvoll sein, er liebt exquisites Essen und erlesene Weine; Alkohol mag er schon deshalb gern, weil sich darin Ärger ertränken lässt.

Aurum ist gern Erster, und dazu ist er quasi berufen. Er fühlt sich auserwählt und erfüllt seine Pflicht mit Verantwortung und Fleiß. Das ist eine schwere Last für ihn, der er sich nicht immer gewachsen fühlt, und dann beginnen seine unermesslichen Versagensängste. Er quält sich mit tiefsten Schuldgefühlen, weil er glaubt, seine Pflichten vernachlässigt zu haben. Jeder Fehler ist unverzeihlich und wird von Gott vor dem Jüngsten Gericht bestraft.

Die Stärke des gesunden Aurums

Dieser Typ ist stark, pflichtbewusst, großzügig, der geborene Chef, ein Erfolgsmensch. Man ist im Normalfall sicher bei ihm aufgehoben, weil er immer versuchen wird, das Beste in einer Situation zu erreichen. Seine Familie ist ihm sehr wichtig, und er wird sie beschützen.

Aurums Wunde

Ein Aurum-Kind denkt, dass es nur geliebt wird, wenn es alles daran setzt, seinen Eltern zu gefallen. Oft waren diese zu streng und hatten hohe Erwartungen. Sie **BELOHNTEN** das Kind bei guten Leistungen und **STRAFTEN** es bei schlechten. Das Kind reagiert extrem empfindlich auf Kritik, denn das bedeutet, dass es selbst oder seine Handlung den Eltern missfällt und dass sie ihr Kind deshalb nicht lieben. Um dem Gefühl von Zurückweisung zu entgehen, strengt es sich enorm an und wird so viel zu früh zu ernst und verliert seine Spontaneität. Auch die Botschaft, dass das Leben hart ist und nicht der Freude dient, kann bei einem Kind einen Aurum-Zustand auslösen. Es hat das Gefühl, verlassen und allein auf dieser Welt zu sein. Aurum ist der einsamste Mensch von allen Mitteln.

Zudem wird ein Aurum-Zustand oft durch einen Selbstmord in der Familie ausgelöst, besonders wenn es sich um den **VATER** handelt. Deshalb ist Aurums großes Thema der Vater. Das Kind wird extrem ehrgeizig, um sein mangelndes Selbstwertgefühl zu verbergen. Als Erwachsener wird er im Kampf um Anerkennung zum Workaholic und ist befriedigt, wenn er finanziell erfolgreich ist. Büßt er den Reichtum jedoch

INFO

Aurum in der Natur

Gold, das edle Schwermetall, ist weich, glänzend, auffallend gut formbar und schwierig zu fördern. Obwohl es überall auf der Welt vorkommt, hat wohl kaum ein anderer Stoff aus der Natur so viel Gier und Grausamkeit im Menschen entfacht, um es in seinen Besitz zu bringen. Gold symbolisiert seit alters her die Sonne und steht für kultische, religiöse und königliche Macht. Und auch heute noch schätzt man dieses Metall, zum Beispiel als internationales Zahlungsmittel. Im menschlichen Körper finden wir Gold in Leber, Gehirn und Herz, also in den Zentralorganen.

ein, verliert Aurum seine Selbstachtung und fällt in tiefe Depressionen. Dafür verabscheut er sich, begibt sich »freiwillig« in noch größere Isolation und quält sich mit Selbstanklagen. Die Depression verläuft stumm, und Aurum funktioniert nach außen hin trotzdem. In diesem Zustand ist er selbstmordgefährdet.

Wie Aurum liebt

Dieser Typ ist sehr liebevoll, großzügig und fürsorglich – nicht zuletzt deshalb, um gebraucht zu werden. Doch manchmal kann er auch sein Herz verschlossen halten, denn es sprechen zu lassen, fällt einem Aurum-Typen äußerst schwer. Dann steht an erster Stelle eher die Versorgung der Familie, die Zuneigung ist weniger offensichtlich. In jedem Fall wird er seiner Pflicht als Familienoberhaupt nachkommen. Manchmal geht er eine so enge Beziehung ein, dass er ständig Kontakt mit der Partnerin haben muss. Wird sie zu abhängig von ihm, zieht er sich jedoch zurück.

3

Sex und Erotik

Sex ist nicht wichtig für Aurum. In der Erotik achtet er nicht so sehr auf die eigene Erfüllung, doch wenn es schön war, dann ist er so glücklich, dass er sogar weinen kann. Er verschenkt sich, und das ist wichtig für Aurum. In der Partnerschaft genügt die eigene Frau seinen Ansprüchen oft nicht. Deshalb kann er mehrere Geliebte an verschiedenen Orten haben.

Welche Bedingungen stellt Aurum an den Partner?

Aurum erwartet Anerkennung für alles, was er (oder sie) leistet und dafür, dass er so viel für die Familie tut. Ihm ist wichtig, dass die anderen sparsam mit seinem sauer verdienten Geld umgehen und nur das kaufen, was wirklich nötig ist – oder was er für nötig hält.

Was sie braucht, um sich sicher zu fühlen

Geregelte Finanzen für das Wohlbefinden. Wenn sie sowohl gesellschaftlich als auch vom Partner geschätzt und anerkannt wird, fühlt sie sich gut. Es gibt ihr Sicherheit, wenn er ihr bestätigt, dass sie all ihren Pflichten nachkommt und man an ihr nichts auszusetzen hat.

Kleine Signale, dass ein Unwetter droht

Aurum kann still vor sich hingrübeln, ohne dass es die Menschen um ihn herum merken. Sein wichtigstes Signal ist Schweigsamkeit – Reden ist Silber, Schweigen ist Gold. Er ist sehr gereizt, sobald er befürchtet, dass das Geld nicht reicht. Wirklich gefährlich wird es, wenn er sich für einen Versager hält und anfängt zu glauben, dass er und seine Familie »unter der Brücke landen werden«.

Streit – das kann heftig werden

Wenn der Aurum-Typ gesund ist, macht ihm Kritik nichts aus. Doch je kränker er innerlich wird, umso weniger kann er Widerspruch ertragen. Wenn sein Zorn wirklich ausbricht, dann ist er so heftig, dass er bis zum Totschlag gehen könnte.

Wie Aurum hasst

Dieser Typ kann intensiv hassen, aber das bleibt seinem Umfeld verborgen. Er unterdrückt seinen Ärger lange; doch zeigt er ihn, dann – volle Deckung! Jemandem zu verzeihen, fällt ihm schwer, obwohl der Betroffene das nicht merkt. Stattdessen vermeidet Aurum den Kontakt mit dem, der ihn verkannt oder missachtet hat.

Wie trennt Aurum sich vom Partner?

Aurum löst seine Probleme, indem er sich von der Partnerin trennt, jemand anderes sucht und wiederum nach einiger Zeit unter »Herzproblemen« leidet. Er kann sich genauso plötzlich und ohne Vorwarnung von jemandem trennen, wie er aus dem Leben scheiden kann. Er will nichts mehr erklären, kein Gespräch führen. Denn was vorbei ist, ist vorbei. Wenn man Aurum zwingt, sich in einem Gespräch zu stellen, kann er bewusst grob und heftig werden. Sein Verhalten ist dann äußerst verletzend und hinterlässt im Partner tiefe Wunden, die nur schwer heilen.

Was er für die Partnerschaft tun kann

Eines von Aurums wichtigsten Themen: Auf die Stimme seines Herzens zu hören. Er muss die vergebliche Suche aufgeben, im Außen Halt, Anerkennung und Sicherheit zu finden, und sich stattdessen auf seine inneren Qualitäten besinnen. Denn alles, wonach er sich sehnt, ist aufgrund seines großen Pflichtgefühls und seines extremen Verantwortungsbewusstseins potenziell in ihm selbst vorhanden!

Die körperlichen Symptome

Gemüt: Grübeln, Hoffnungslosigkeit, ärgerlich, Selbsttadel, große Liebe zur Musik, Furcht zu versagen, Suizidneigung.
Allgemein: Nächtliche Schmerzen, die ihn verzweifeln lassen.
Kopf: Kopfschmerzen, bohrend.
Herz: Kreislaufbeschwerden, Herzrhythmus-Störungen, Extrasystolen, Herzbeutelentzündung, Angina pectoris.
Magen: Verlangen nach Alkohol.
Genitalbereich: Chronische Hodenentzündung, Verkleinerung oder schmerzhafte Schwellung des Hodens bis hin zu Krebs.
Schlaf: Schlaflosigkeit wegen Traurigkeit, Stöhnen im Schlaf.
Träume: Alpträume, schwarze Hunde, vom Tor ins Jenseits.
Wohlfühl-Tipp: Ausgewogene Ernährung; Sport, um seine Sorgen loszuwerden.
Ein Aurum-Typ: Julianne Moore in dem Film »The Hours«.

Carcinosinum – Tumorzellen

DIE SUCHT NACH HARMONIE

Carcinosinum ist kein MITTEL gegen Krebs, aber es kann bei einer entsprechenden Veranlagung (familiäre Vorbelastung oder aufgrund der Persönlichkeit gefährdet) hilfreich sein. Das kanzerogene (krebserzeugende) Prinzip wirkt überall dort, wo Verzicht als Folge von Unterdrückung das Thema ist, und wenn es um die Tendenz zur Selbstvernichtung geht. Der Carcinosinum-Typ leidet an einem nahezu vollständig unterdrückten Ich; die eigenen Wünsche und Sehnsüchte in Besitz zu nehmen, scheint für ihn ein nicht (mehr) lösbarer Konflikt. Er weiß nicht, wie er aus dem Kreislauf aussteigen soll, und traut es sich auch nicht zu.

Die Carcinosinum-Frau

Sie verzichtet auf ihre eigene Identität. Sie orientiert sich an anderen und identifiziert sich mit ihrem Partner oder einer Sache. Verliert sie diese Harmonie – die ist für Carcinosinum absolut wichtig – verliert sie auch sich selbst. Sie ist sehr umgänglich, freundlich, sozial, angepasst, harmoniesüchtig und konfliktscheu. Carcinosinum wird schnell ärgerlich über ihre Fehler. Sie will diese nicht wahrhaben und versucht sich herauszureden. Sie ist leicht beleidigt und nimmt schnell etwas übel.

VERLUST ALLER HOFFNUNG: Sie glaubt nicht mehr daran, dass ihr Wunsch nach Liebe und Beziehung jemals in Erfüllung gehen wird. Dadurch wird sie empfindlich und leicht verwundbar. Sie erlebt Trennungen bereits innerlich im Voraus, auch wenn diese überhaupt noch nicht anstehen. Gerade deshalb ist sie immer um Frieden und um Harmonie bemüht. Sie hat ein gutes Gespür dafür, was das Gegenüber und die jeweilige Situation brauchen. Dabei ist sie aufopfernd und hilfsbereit.

Der Carcinosinum-Mann

Er ist ernst und verantwortungsbewusst und macht sich zu viele Sorgen um die Zukunft: Er weiß »meist schon gestern, was übermorgen kommt«. Dementsprechend kann er sich kaum entspannen und jeden Tag so nehmen, wie er ist. Er muss alles im Voraus planen. Er fühlt sich ausgesprochen schuldig, wenn er erkrankt. Es kommt ihm dann so vor, als würde alles Leid dieser Welt sich auf ihn konzentrieren.

Gefühlsmäßig auf Nummer sicher: Wie sein weibliches Pendant, so glaubt auch er nicht mehr an die Liebe und dass es diese für ihn gibt. Er schenkt sein Herz stattdessen Tieren (Hunden!), ist fürsorglich und spricht mit ihnen. Carcinosinum hat viel Einsamkeit und Zurückweisung erlebt. Als Folge hat er manchmal eine Abneigung gegen Unterhaltung. Wegen seiner Schüchternheit fällt es ihm schwer, Bekanntschaften zu schließen. Seine Minderwertigkeitskomplexe sitzen so tief, dass er sich stark darum bemüht, es jedem recht zu machen. Auch um unter allen Umständen Harmonie zu bewahren. Er stellt seine eigenen Wünsche hintan und geht dabei so weit, dass er gar nicht mehr spürt, was er selbst gern tun möchte.

Alles im Griff auf dem sinkenden Schiff

Carcinosinum ist gewissenhaft in Kleinigkeiten, anspruchsvoll, wählerisch und hat einen auffallend guten Geschmack. Er verwendet viel Mühe und Zeit auf Arbeit und Büro, auf Hobbys und Kleidung sowie auf eine perfekt aufgeräumte Wohnung. Für ihn bricht eine Welt zusammen, wenn er getadelt wird, denn er ist ein Perfektionist und erledigt alles supergenau. Er weigert sich, Hilfe anzunehmen, und würde auch nicht darum bitten. Doch sein Verzicht auf jegliche Unterstützung geschieht nicht aus Großzügigkeit, sondern aus Resignation. Und das ist genau das, was ihn eines Tages krank machen kann.

Die Stärken des gesunden Carcinosinums

Dieser Typ vermag Missstimmung dank seines liebenswürdigen und liebenswerten Wesens schnell auszugleichen. Er ist empfindsam und hochsensibel für das, was um ihn herum vor sich geht. Er kann sich besser in Menschen hineinversetzen als sie in sich selbst.

Carcinosinums Wunde

Carcinosinum ist ein sehr kreativer Typ mit großer Fantasie. Doch seine Bemühungen um eine eigene Identität wurden niemals richtig wahrgenommen. Zu strenge, überängstliche oder überfordernde Eltern; zu viele Geschwister, zu viele Verbote: All das behindert ihn, sich zu entfalten und sein Ich zu entwickeln. Weder auf körperlicher noch auf seelischer Ebene kann er Gefahren erkennen und gesunde Abwehrkräfte aufbauen. Aufgrund seiner Konstitution und weil die Eltern nur das Beste wollen, versucht das Kind, alles so zu machen, wie es von ihm erwartet wird. Es merkt, dass es mehr Liebe und Anerkennung bekommt, wenn es angepasst ist und nicht widerspricht und auch sonst keinerlei negative Gefühle hat, vor allem aber keinen eigenen Willen äußert. Dadurch sorgt es schon in ganz jungen Jahren für Harmonie in seiner Umgebung. Die Sucht danach wird zur ÜBERLEBENSSTRATEGIE.

Wie Carcinosinum liebt

Carcinosinum liebt intensiv und würde nahezu alles für den Partner tun. Man muss ihm nichts sagen, weil er ohnehin schon ahnt, was der andere als Nächstes möchte. Er hat eine große Abneigung gegen Streit. Bevor überhaupt ein Problem besprochen werden könnte, versucht er bereits, die Harmonie in der Beziehung wiederherzustellen. Wenn er trotz Aufopferung verlassen wird – auch wenn der Partner stirbt –, verliert dieser Typ vollends den Glauben an die Liebe.

INFO

Carcinosinum in der Natur

Carcinosinum wird aus entartetem Tumorgewebe der Brust gewonnen. Die Krankheit Krebs symbolisiert in der Homöopathie den kompletten Zusammenbruch aller Kontrollmechanismen im Körper, sodass Zellen sich chaotisch verhalten. Ordnung und Kontrolle in das Krebsgeschehen zu bringen und »das Böse« endgültig auszurotten ist eine äußerst schwierige Aufgabe mit nur geringen Aussichten auf Erfolg. Genauso ist es für den Carcinosinum-Typ. Er unternimmt fast übermenschliche Anstrengungen, Dinge zu verwirklichen, die unerreichbar sind, um sich mit totaler Harmonie zu umgeben.

Sex und Erotik

Carcinosinum hat einen starken Sextrieb, sehnt sich nach Nähe und Berührung. Für ihn ist Sex das Symbol von Glück und Verschmelzung; Zurückweisung ist deshalb nur schwer zu ertragen. Trotz seiner großen Sinnlichkeit wird er nichts sagen, weil er nicht nach dem fragen oder um das bitten kann, was er braucht. Wenn Sex gefordert wird, ist das kein Problem für Carcinosium, solange dies zur Harmonie führt. Und außerdem ist er auch immer deshalb bereit, weil er selbst Sex so gern mag.

Welche Bedingungen stellt Carcinosinum an den Partner?

Anerkennung und Liebe machen ihn glücklich. Hauptsache, dass der andere nicht weggeht. Da kaum ein eigenes Ich vorhanden ist, definieren sich diese Menschen über ihre Beziehung und richten den Fokus auf ihren Partner. Was sollten Sie ohne den anderen tun? Will der Partner diese Zuneigung nicht mehr, fühlt Carcinosinum sich seiner Lebensgrundlage beraubt.

Was er braucht, um sich sicher zu fühlen

Jeder Weg, das Selbstbewusstsein von Carcinosinum zu stärken, ist hilfreich. Was ihm auf Dauer Sicherheit geben könnte: seine Wünsche herauszuhören und darauf einzugehen. Dieser Typ benötigt viel Zärtlichkeit, Geborgenheit, eine Schulter zum Anlehnen und Gespräche, in denen es um ihn selbst geht.

Kleine Signale, dass ein Unwetter droht

Unwetter sind bei Carcinosinum äußerst selten oder sogar unmöglich! Weil er niemals Streit haben will, führt er ihn auch nicht herbei. Wenn dieser Typ mit sich selbst unzufrieden ist, dann muntern ihn anerkennende Worte schnell auf.

Streit – die schlimmste Bedrohung

Carcinosinum geht jeder Auseinandersetzung aus dem Weg. Er kann keinen eigenen Standpunkt beziehen, übernimmt die Ansicht anderer, selbst wenn er innerlich zweifelt und sogar eine andere Meinung hat. Doch er würde sich nie trauen, sie auszusprechen. Jeder Konflikt könnte den Verlust der Person bedeuten, mit der er sich identifiziert.

Wie Carcinosinum hasst

Dieser Typ reagiert empfindlich auf Vorwürfe und kann dann auch gereizt sein. Doch es ist äußerst schwer, mit ihm darüber zu reden. Kritik geht ihm nah, weil er so große Sehnsucht danach hat, alles richtig zu machen. **Alle damit verbundenen Gefühle von Trauer und Hilflosigkeit richten sich nach innen.** Er spricht nicht über seine Verletzungen, vergisst sie aber auch nicht. Nach außen hin wirkt er nicht nachtragend, weil ja die Harmonie im Vordergrund steht, und ihm selbst ist nicht klar, dass er eigentlich nicht vergeben kann.

Wie trennt Carcinosinum sich vom Partner?

Bloß nicht! – Ein Carcinosinum-Typ würde sich niemals trennen, aber er wird oft verlassen, und dann bricht eine Welt für ihn zusammen.

Wenn derjenige fort ist, an dem Carcinosinum sich orientiert hat, fehlt nicht der Partner, sondern es fehlt das eigene Ich.

Was er für die Partnerschaft tun kann

Der Carcinosinum-Typ muss erkennen, dass fortwährende Harmonie unmöglich ist und dass er einen zu hohen Preis dafür zahlt. Weil er Auseinandersetzung von außen nach innen verlagert, kann eine schwere Krankheit als Zeichen der Rebellion entstehen, zum Beispiel ein Karzinom.

Die körperlichen Symptome

Gemüt: Gefühl, ein Niemand oder Nichts zu sein. Zwangsneurosen wie übertriebene Sauberkeit, liebt es zu tanzen und Gewitter. Ticks. Reist gern, mitfühlend.

Augen: Das Weiße im Augen sieht bläulich aus, Zuckungen.

Hals: Mandelentzündungen wiederkehrend.

Magen: Verlangen nach Butter.

Verdauung: Verstopfung und Inaktivität des Darmes.

Extremitäten: Schwäche, Wehtun, Taubheitsgefühl, reißt sich die Haut um die Nägel aus, Nägel kauen.

Haut: Viele Muttermale, Café-au-lait-Flecken.

Schlaf: Hochschrecken aus dem Schlaf.

Träume: Von Reisen, jemanden vergeblich zu suchen, nicht ans Ziel zu kommen.

Wohlfühl-Tipp: Kampfsportarten wie Aikido.

Ein Carcinosinum-Typ: Meryl Streep in »Familiensache«.

Arsenicum album – weißer Arsenik

DER PEDANTISCHE KONTROLL-FREAK

Das zentrale Thema DIESES MITTELS sind Ordnung und Sicherheit. Er braucht sie, um seiner eigenen Unsicherheit und seinen Existenzängsten zu entgehen. Er würde lieber sterben als sich zu verändern. Für Arsenicum sind Macht und Besitz wichtig und verbunden mit der Sorge, all dieses wieder zu verlieren. Das Mittel verkörpert das »Vater-Prinzip«, also Autorität wie den Familienvater, den Chef, die Kirche, die Schulmedizin, den Staat und steht damit für Gehorsam, für die Angst vor Strafe, für den akkuraten preußischen Beamten …

Die Arsenicum-Frau

Haushalt und Kinder sind PERFEKT organisiert. Sie hortet Lebensmittel, hat einen Putzfimmel, alles hat seinem bestimmten Platz. Ihr Aussehen ist sehr korrekt: Schuhe und Handtasche passen genau zum Kleid. Sie macht sich große Sorgen um kleine Probleme, aber vor allem um die Gesundheit. Alle Familienmitglieder sind durchgecheckt, geimpft, alles nach Plan. Sie verlässt sich ausschließlich auf sich und ihre Vorsichtsmaßnahmen. Veränderungen erscheinen ihr bedrohlich. Deshalb hat sie große Angst, jemanden zu verlieren, den sie braucht.

Der Arsenicum-Mann

Er fühlt sich getrieben und treibt andere an. Er hat das große Verlangen, die unangefochtene Nummer 1 zu sein. Der Beste, der Größte, der Schönste, der Mächtigste. Wie schafft man es, die Nummer 1 zu werden und sich der alten Nummer 1 zu entledigen? Früher wurde dafür vergiftet – mit Arsen!

Der Arsenicum-Typ verlangt absoluten Gehorsam, Pünktlichkeit, Korrektheit, Sparsamkeit und Pflichterfüllung. Er selbst wirkt höflich, steif, eckig und starr. Er ist davon überzeugt, dass niemand Ordnung hält, wenn er es nicht macht. Er kann sich dabei autoritär verhalten und verlangen, dass alle seine Anweisungen genauestens befolgt werden. Selbst wenn er erschöpft von der Arbeit nach Hause kommt, wird er sofort aufräumen – wenn auch mit Gebrummel. Sein Haus ist mit Alarmsystem gesichert, sein Kühlschrank nach Ernährungsvorschriften sortiert. Er leidet unter einer ständigen Furcht, dass andere ihn betrügen könnten oder dass er zu kurz kommt. Er ist geizig und sammelt Dinge; er rechnet immer aus, wie hoch sein Gewinn ist.

Das Alphabet der ARSEN-Ängste

Das A steht für viele Ängste, vor allem vor Krankheit und Tod, egal ob begründet oder unbegründet, groß oder klein. Sie können sich auf die Zukunft oder auf die Gegenwart beziehen, auf das Offensichtliche oder auf das Verborgene.

Das R steht für Ruhelosigkeit. Sie treibt ihn von einem zum Nächsten, immer auf der Suche nach Sicherheit. Alles muss kontrolliert werden, auch seine Ziele verfolgt er ruhelos.

Das S steht für Schwäche. Sein Streben nach Höchstleistungen fordert auf körperlicher und seelischer Ebene seinen Preis – er ist überempfindlich und überreizt.

Das E steht für Eiseskälte, ein körperliches Symptom, da Arsen leicht friert. Auf der seelischen und geistigen Ebene ist ihm kalt, weil er sich nicht wirklich nähren kann oder zeigen, was er fühlt. Alles an ihm bleibt scheinbar ziemlich kalt und gefühllos.

Das N steht für Nacht. Alle Symptome verschlechtern sich, denn nachts meldet sich das Unbewusste. Es verstärkt Ängste und Ruhelosigkeit, Schwäche und Kälte.

Die Stärke des gesunden Arsenicums

Wohl dem, der in schweren Zeiten den Arsenicum-Typen zum Freund hat. Er behält selbst in großen Krisen den Überblick, ist bis ins kleinste

Detail bestens organisiert, weiß genau, was zu tun ist und wen man anrufen muss. In seiner Fürsorglichkeit denkt er immer einen Schritt voraus und ist eine entlastende Wohltat. Ein kultivierter, gebildeter Typ, der auf fast alles ein Antwort findet.

Arsensicums Wunde

In ihm liegt ein tiefes Gefühl vergraben, dass er einem feindlichen Leben schutzlos ausgeliefert ist. Diese Bedrohung ist mit den Strafen und den beängstigenden Situationen verbunden, die Arsenicum als Kind durchlitten hat. Er wurde zum Beispiel im Keller eingesperrt oder vom Vater herumkommandiert, als wäre er beim Militär. Aus Angst vor weiteren SANKTIONEN hat das Kind gelernt zu gehorchen. Das Ergebnis dieser Erziehung: Das Kind ist sich der Liebe nicht mehr sicher und hält letztendlich alle Menschen für Feinde.

Wie Arsenicum liebt

Wenn dieser Typ eine Beziehung eingeht, dann mag er nicht allein sein, weil die Ängste wieder größer werden. Arsenicum erwartet, dass

INFO

Arsenicum in der Natur

Arsen ist ein Element der Stickstoff-Gruppe und hochgiftig. Berühmt ist die Fiktion der Arsenvergiftungen in Büchern und Filmen, aber auch die Realität, dass jemand heimlich vergiftet wird, entweder durch eine einzelne hohe Dosis oder durch verteilte kleine Gaben in Speisen und Getränken, unsichtbar, unmerklich. Allerdings ist Arsen heute leicht nachzuweisen bei Leichen, und seine Beliebtheit als Mordgift hat deutlich nachgelassen.

der Partner zu jeder Zeit zur Verfügung steht. Er möchte auch das Leben des anderen regeln und darüber bestimmen, was richtig und was falsch ist. Dies kann offen oder verdeckt geschehen – Arsenicum übernimmt die Führung und behält alle Zügel fest in der Hand.

Sex und Erotik

In einem Arsenicum-Schlafzimmer findet meist »sauberer Sex« statt. Auch hier wird genau festgelegt, was sich gehört und was nicht. Sex nach Plan – wann, wie, wo, und alles klar geregelt. Hinterher wird geduscht oder gebadet. Zurückweisung wird er nicht akzeptieren, wenn heute doch Freitag und Freitag der Sex-Tag ist. Das Gleiche gilt, wenn der Partner plötzlich mit Forderungen kommt, die nicht auf dem Plan stehen. Alle Veränderungen und Experimente scheinen bedrohlich. Am besten: Licht aus und Sex in der gewohnten Stellung.

3

Welche Bedingungen stellt Arsenicum an den Partner?

Der Arsenicum-Typ möchte, dass die Ordnung und die Perfektion, die er zum Leben braucht, eingehalten und unterstützt wird. Geschieht dies nicht, reagiert er so EMPFINDLICH wie die Saiten einer Gitarre – er ist schnell verstimmt. Weil er selbst so ängstlich ist, wünscht er sich, dass der andere seine Ängste vertreibt.

Was er braucht, um sich sicher zu fühlen

Wichtig ist, in keiner Form auf den Kontrollwahn einzugehen. Als Partner müssen Sie lernen, eine Sicherheitsfrage einmal und nicht öfter zu beantworten. Lautet diese: »Ist dieser kleine Fleck an meinem Arm bedrohlich? «, dann sollte Ihre Antwort etwa so sein: »Das sieht für mich wie ein Mückenstich aus. Das ist nicht schlimm.« Arsenicum braucht von seinem Wesen her jemand AUTORITÄRES, der ihm sagt, wo es langgeht. Kritik verträgt er nicht, er hält sich für unfehlbar.

Kleine Signale, dass ein Unwetter droht

Unstimmigkeiten können schon damit anfangen, dass die Schere am falschen Ort liegt oder die Handtücher im Bad nicht ordnungsgemäß aufgehängt sind. Auch ein Kontoauszug mit nur noch 1000 Euro Guthaben kann ihn in PANIK versetzen.

Streit – mit Stolz

Richtig stressig wird es, wenn man diesen Typen kritisiert, weil dann sein Ärger plötzlich und gewaltsam ausbricht. Mit Stolz und Arroganz weist er den anderen in seine Schranken und gibt ihm die Schuld. (Im Gegensatz zu Lycopodium, dem Rechthaben wichtiger als Arroganz ist.) Ungeduld und Beschuldigung: Das ist die Reaktion des Arsenicum-Typen, sobald die Dinge nicht nach seinem Muster laufen. Sein Hochmut erinnert an Kasernenhofdrill, der nicht locker lässt, bis die arsenische Hierarchie wiederhergestellt ist.

Wie Arsenicum hasst

Da in seinem Leben absolute Ordnung herrscht, weiß er auch immer ganz genau Bescheid, wer ihn verletzt hat und wer deshalb nicht mehr vertrauenswürdig ist. Im Normalfall würde er das nach außen nicht zeigen, aber innerlich gibt er sich nicht mit Menschen ab, die seinen Maßstäben nicht genau entsprechen.

Wie trennt Arsenicum sich vom Partner?

Wenn eine Partnerschaft oder Ehe zerbricht, läuft beim Arsenicum-Typ alles äußerst korrekt, kalt und berechnend ab. Jede Emotion wird unterdrückt, alles wird im KOPF GEREGELT. Es beginnt damit, dass er droht: »Wenn es nicht so läuft, wie ich es für richtig halte, müssen wir uns trennen.« Und es endet damit, dass er im Fall einer Scheidung dafür sorgt, dass er Vorteile daraus zieht.

Was er für die Partnerschaft tun kann

Es wäre seine größte Erlösung, wenn er sein eigenes Sicherheitsbedürfnis in Sicherheit für andere umwandeln könnte und dabei noch Spaß hätte. Er müsste sich mit dem Tod auseinander setzen und zumindest die Möglichkeit in Betracht ziehen, dass der Tod vielleicht nicht die letzte Stufe in unserem Leben ist; dass er nicht Unordnung bedeutet, sondern eine neue Ordnung auf einer anderen Ebene. Er könnte wirklich gelassen werden, wenn er begreift, dass es eine größere Macht als ihn selbst gibt; eine, die jederzeit die Angelegenheiten der Welt im Gleichgewicht hält.

Die körperlichen Symptome

Gemüt: Angst (die Kontrolle zu verlieren), Ruhelosigkeit, Schwäche, Eiseskälte; Kontrollzwang. Napoleon hatte solche Angst vergiftet zu werden, dass er täglich kleine Dosen von Arsenicum zu sich nahm, um sich gegen eine akute Vergiftung zu immunisieren.
Auge: Schwellung um die Augen.
Nase: Heuschnupfen, wässrige, wund machende Absonderungen.
Mund: Weißliche Verfärbung der Zunge.
Atmung: Asthma.
Magen: Tödliche Übelkeit und Erbrechen wie nach vergifteten Speisen, Reisedurchfall, Entzündungen, Geschwüre, Tumore.
Stuhlgang: Durchfall.
Genitalbereich: Herpes genitales.
Extremitäten: Kälte der Extremitäten mit blauen Verfärbungen der Finger.
Schlaf: Unruhig.
Träume: Ängstlich, von Krankheit und von Tod.
Wohlfühl-Tipp: Yoga, Meditation, warme Bäder.
Ein Arsenicum-Typ: Vicco von Bülow (Loriot) in »Pappa ante portas«.

Verhängnisvolle Paarungen

Interview mit **Dr. Karl-Heinz Gebhardt**, Internist und homöopathischer Arzt in Karlsruhe

Was kann Homöopathie aus Ihrer Erfahrung grundsätzlich für ein Paar bewirken?
Die Homöopathie kann vieles klären und zu größerer Einsicht verhelfen. Sie kann dazu führen, dass die Beziehung sich bessert – aber auch, dass sie auseinander geht. Das kann man nicht immer vorhersagen. Zum Beispiel, wenn sich der eine Partner nach der Gabe eines Mittels dramatisch schneller entwickelt als der andere. Das kann durchaus geschehen, und dann ist alles möglich: von Annäherung bis zur Trennung.

Gibt es Paare, die aus homöopathischer Sicht besonders gut zueinander passen?
Ja. Wenn man die einzelnen Mittel betrachtet, dann gibt es in den Arzneimittelrubriken – dort, wo die Symptome stehen – auch Angaben darüber, welche Mittel sich gut ergänzen, welche feindlich und welche komplementär sind. Das kann man auch auf die Partnerschaft anwenden. Manche passen sehr gut zueinander.

Fallen Ihnen dazu Beispiele ein?
Nehmen Sie zum Beispiel die Figuren des Romans oder auch des Films »Vom Winde verweht«: Melanie Wilkes – sie ist Pulsatilla – und ihren Mann Ashley. Er ist Phosphor (schmal, zart, charismatisch, ein bisschen unschlüssig, ängstlich, hingebungsvoll, verliebt), das ist insgesamt eine sehr harmonische Verbindung. Sie stand bedingungslos hinter ihm, selbst als sie Scarlett in seinen Armen fand, die vom homöopathischen Mittel her Sepia ist. Auch dort, zwischen Sepia und Phosphor, besteht übrigens eine große Anziehungskraft.

Ein Sprichwort sagt: Gleich und Gleich gesellt sich gern. Heißt das nach der homöopathischen Ähnlichkeitsregel, dass einer die Macken des anderen zunächst verstärkt?
Ja. Nehmen Sie Shakespeares »Romeo und Julia«. Sie sind vom Mittel her beide Ignatia, ständig in große tragische Dramen verstrickt und mit äußerst extremen Gefühlsschwankungen behaftet, von himmelhoch jauchzend bis zu Tode betrübt. Erst wollen sie fliehen, dann wird sie in Tiefschlaf versetzt, er findet sie, denkt, sie ist tot, und bringt sich deshalb um. Sie wacht auf, findet wiederum ihn tot und nimmt sich vor lauter Verzweiflung selbst das Leben. Eine ähnliche Achterbahn in ihrer Beziehung hatten Liz Taylor und Richard Burton.

Was geschieht bei Gegensätzen wie dem ordnungsliebenden Arseniker und dem chaotischen Sulfur? Oder wenn der harmoniebedürftige Carcinosinum-Typ auf das explosive Nux vomica trifft?
Da fliegen die Funken. Homöopathie könnte dort mildernd und dämpfend wirken, indem sie die Selbsterkenntnis fördert. Wie Sie schon sagen: Eine Partnerschaft benötigt Eigeninitiative und gegenseitige Verpflichtung. Sonst könnte der Kessel platzen.

Gibt es verhängnisvolle Paarungen?
In der Arzneimittellehre gibt es feindliche Mittel: Sepia und Bryonia. Pulsatilla und Apis. Lachesis und Argentum nitricum. Nux vomica und Silicea. Das sind Konstellationen, die sehr schwierig sind. Hier gilt dasselbe: Wenn es disziplinierte Menschen sind, die an sich arbeiten, kann es funktionieren. Es werden dennoch sehr schwierige Beziehungen.

Können sie überhaupt zueinander finden, wenn sie gemäß ihrer Konstitution behandelt werden?
Ja, bedingt. Wenn die Homöopathie die emotionale Beziehung erleichtert und auf ein objektives Niveau hebt. Es hängt auch von der Reife, dem Lebensalter und vorhergehenden Erfahrungen ab. Aber man kann es nicht generell vorhersagen.

Nach Hause kommen

4

→ Ebenso wie die Homöopathie die Konstitution eines Menschen in eine gesunde Balance bringt und das Gesunde stärkt, ist sie auch in der Lage, akute Störungen und kleine Kurzschlüsse positiv zu beeinflussen. Das richtige Mittel zur rechten Zeit kann ein Gefühl erzeugen, als würden Sie – nach langer Zerrissenheit in alle möglichen Himmelsrichtungen – endlich wieder zu sich selbst finden.

Die Sprache des Körpers

Bevor sich entscheidet, welches Mittel Sie nehmen, müssen Sie zur Behandlung von kleinen und großen Partnerschaftskonflikten zunächst erkennen, welche KURSKORREKTUR Ihr eigenes Befinden verbessern könnte. Das beeinflusst meist auch schon Ihre Beziehung und bringt Sie dem gemeinsamen Ziel ein Stückchen näher. Es ist keinesfalls immer notwendig, sofort ein homöopathisches Mittel zu nehmen. Wenn Sie völlig überreizt sind und einfach zu viele Dinge gleichzeitig auf Sie einstürzen, dann sollte Ihnen der gesunde Menschenverstand eigentlich sagen: »Ich schalte mal einen oder zwei Gänge zurück«. Mehr wäre nicht nötig.

4

Auf den Bauch hören

Auswirkungen wie Gereiztheit oder Zornesausbrüche, das Verlangen nach Kaffee, Alkohol und Zigaretten: All das würde verschwinden, wenn Sie sich ein wenig Ruhe gönnten. Sie bräuchten nicht Nux vomica zu nehmen, das diese Symptome zu lindern vermag. Wie macht es das? Indem es Sie so beruhigt, dass Sie nun freiwillig ins Bett gehen und eine kleine Pause einlegen. Das Mittel »verordnet« Ihnen quasi sanft, aber nachdrücklich, was von vornherein das Richtige gewesen wäre und was Sie auch kraft Ihrer Einsicht hätten tun können. So gesehen verstärkt die Homöopathie einfach die natürliche Vernunft des Körpers. Die meisten Menschen haben nur leider – zumindest in unserer westlichen Kultur – verlernt, auf diese Vernunft zu hören.

Der Augenblick entscheidet

Durch Homöopathie kann das zum Vorschein kommen, was Sie immer verbergen wollten. Es ist zum Beispiel durchaus möglich, dass nach der Einnahme eines Mittels auf einmal Tränen fließen. Diese oft zitierte Variante der »Erstverschlimmerung« ist in Wirklichkeit ein wünschenswerter Effekt. Wird Homöopathie richtig angewandt, dann fördert sie im Menschen immer das zutage, was seiner Heilung dient. Doch dem Leben lässt sich nichts abringen, wofür die Zeit noch nicht reif ist. Sie können nichts vorwegnehmen, so sehr Sie es sich auch wünschen mögen. Die Heilmethode ist darauf ausgerichtet, das zu behandeln, was im Augenblick ansteht.

Sie müssen entweder selbst oder, noch besser, mit Hilfe eines Experten die Tür erkennen, durch die Sie als Nächstes gehen sollen. Erst dann können Sie auch den passenden »Schlüssel fürs Schloss« heraussuchen. Die Homöopathie öffnet nur die Tür, aber nicht das, was hinter ihr verborgen liegt. Selbst, wenn Sie schon ahnen oder fühlen, was es ist, Sie können den zweiten Schritt nicht vor dem ersten gehen.

Individualität

Dieselbe Situation kann auf jeden Menschen anders wirken. Zeitpunkt, Umstände, die allgemeine Gefühlslage: All das zählt. Für denjenigen, der ohnehin von seiner Konstitution her sensibel auf eine bestimmte Verhaltensweise reagiert, geschieht etwas anderes als für den anderen, der über gute Schutzmechanismen in seiner Seele verfügt. Der eine gerät in Panik, wenn jemand einen Wutanfall hat, beim anderen perlen die Worte einfach an seiner Hülle ab. Der eine bekommt jedes Virus, das durch die Luft fliegt, den anderen erwischt es höchstens alle zwei Jahre. Für jeden Typen gibt es eine Zone des Wohlbefindens und der Stabilität, und diese variiert von Person zu Person.

Kleine Krisen

Oft sind es die so genannten »kleinen Dinge«, die eine Partnerschaft auf Dauer zermürben können: Socken auf dem Sofa, Zahnpastatube ausgetrocknet, Mäntel im Eingang über den Stuhl geworfen, Handtücher im Bad auf dem Boden, die Telefonrechnung wieder nicht pünktlich bezahlt oder die Milchtüte leer im Kühlschrank. Doch hinter solch scheinbaren Nichtigkeiten steckt aus homöopathischer Sicht unter Umständen eine weitaus größere Geschichte. Die alles entscheidende Frage ist: Entspringt Ihr Verhalten einer Unachtsamkeit, einem natürlichen Bedürfnis, oder ist es eine Strategie, die dem anderen zeigen soll: »Ich bestimme, wo es langgeht!«?

Sie können das eine vom anderen unterscheiden, indem Sie sich selbst prüfen und feststellen, ob Sie sich über Ihren Partner ärgern und deshalb auf RÜCKZUG oder Widerstand schalten – oder ob Sie wirklich »nur« aus Gedankenlosigkeit so handeln. Lassen Sie Ihre Sachen überall herumliegen, weil Sie sich von niemandem vorschreiben lassen, wie ordentlich Sie sind – oder haben Sie sie einfach nur dort vergessen? Sind Sie Ihrem Partner in dem, was Sie tun, innerlich wirklich zu- oder abgewandt?

»Ich könnte sehr glücklich sein, wenn der andere mich nur ließe!« Mit genau dieser Überzeugung gehen die meisten Partner durch ihr gemeinsames Leben. Doch in Wahrheit brauchen Sie jeden Tag eine Entscheidung, die sagt: »Du bist mir jetzt wichtiger als alles andere«, eine Art Monogamie der Seele. Dann wird aus der Beziehung im Idealfall ein Ort von Liebe, Respekt und Schutz.

INFO

Was ist was?

Ein ehrlich ausgedrücktes Bedürfnis ist heilsam, dient der Partnerschaft und stärkt sie. Eine Strategie ist gegen den anderen gerichtet, zermürbt und schwächt die Beziehung.

Kleine Mittel für unterschiedliche Typen

Mit diesen Strategien gehen Partner einander aus dem Weg, und diese Mittel können entgegensteuern:

→ Der SCHUTZBEDÜRFTIGE hat übermäßige Ängste und ein großes Sicherheitsbedürfnis. Es fehlt an natürlicher Stabilität, und er braucht viel Liebe und Aufmerksamkeit; außerdem isst er viel und wirkt wie von einem weichen Panzer umgeben. Das passende Mittel: **Calcium carbonicum**.

→ Der BRUMMBÄR verträgt überhaupt keine Einmischung, keinerlei Bewegung, weder innerlich noch äußerlich. Er reagiert dann mit Rückenschmerzen, so dass jede Bewegung wehtut. Die Arznei: **Bryonia**.

→ Der VERÄRGERTE hat einen Knoten im Bauch, so wie Wilhelm Buschs Schneider Böck. Ein solcher Typ ärgert sich zwar »mordsmäßig« über einen Scherz, kann das aber nicht ausdrücken! Der Zorn bleibt drin, kommt körperlich vielleicht als Gallenkolik zum Vorschein. Hier kann **Colocynthis** helfen.

→ Die ÄNGSTLICH-FREUNDLICHE fürchtet sich davor, allein zu sein, lässt sich gern verführen und lächelt ständig. Das Böse hat sie aus ihrem Leben gestrichen. Sie möchte angehimmelt werden! Sie leidet an brennenden körperlichen Beschwerden. Das Mittel, das ihr hilft: **Phosphor**.

→ Die MERKWÜRDIGE ist von Impulsen und Gedanken angestachelt und tut verrückte Dinge. Sie ist hastig, ungeduldig, kann Dinge nicht schnell genug tun. Sie fühlt sich getrieben, hat viele Ängste (Erwartungsängste!), ist immer in Eile und hat starkes Verlangen nach Zucker. All das passt zu der Arznei **Argentum nitricum**.

→ Das FLEISSIGE BIENCHEN arbeitet pflichtbewusst. Diese Verantwortung führt dann wiederum zu Unzufriedenheit und Launenhaftigkeit. Hier kann **Apis** helfen.

Nörgeln – eine unendliche Geschichte

Frauen nörgeln, Männer auch! Was beiden gemeinsam ist: Dabei geht es niemals um das, worüber sie endlos lamentieren. Es dient lediglich als Nebenkriegsschauplatz. Die natürliche, instinktive Verpflichtung für den anderen ist einer emotionalen Impotenz gewichen. Loriots legendäres »Berta, das Ei ist hart« erzählt eine lange Geschichte darüber, wie Paare um den heißen Brei herumreden können! Der Wiedererkennungswert ist bis heute ungeschlagen.

- Der Aurum-Typ nörgelt brummelig, weil der andere zu viel Geld ausgibt. Er würde nicht sagen: »Du hast dir ja ein tolles Kleid gekauft«, sondern eher fragen, was es gekostet hat. Und egal, wie der Preis war: Er war in jedem Fall zu hoch!
- Der Lycopodium-Typ nörgelt laut, weil er es immer besser weiß. »Gab es das Kleid nicht in gelb?«, fragt er und hat immer einen Verbesserungsvorschlag. In ihm gärt eine allem zugrunde liegende, generelle Unzufriedenheit und tiefe innere Unsicherheit. Wenn er zum Beispiel Sex will und ihn nicht bekommt, dann nörgelt er – aber auf einer ganz anderen Ebene.
- Der Pulsatilla-Typ nörgelt sanft, aber beständig an allen möglichen Dingen herum, wenn sie sich vernachlässigt fühlt; zum Beispiel wenn ihr Mann so spät zum Essen nach Hause kommt, den Hochzeitstag vergisst, und wenn er ihr nicht morgens mit dem Aufwachen »Alles Gute zum Geburtstag« wünscht. Sie sagt nicht, dass sie seine Aufmerksamkeit vermisst, aus Angst, von ihm verlassen zu werden.

Helfer mit großer Wirkung

Bevor Sie sich komplett überlastet fühlen, helfen diese Mittel. Zum Beispiel, wenn Ihre Kinder Ihnen den Schlaf rauben oder wenn Sie gerade eine finanzielle Krise durchmachen.

Erschöpfung

Nach körperlicher und geistiger Belastung finden Sie Hilfe durch:

- Phosphoricum acidum: Sie fühlen sich schwach, apathisch, besonders, wenn Sie einen Verlust zu bewältigen haben. Weitere Einsatzgebiete: nach erschöpfender Krankheit wie Durchfall, Pfeiffersches Drüsenfieber, Drogenmissbrauch oder Alkohol. Sie fühlen sich gleichgültig, antworten langsam, möchten nur auf der Couch liegen.
- Kalium phosphoricum: Bei geistiger und körperlicher Erschöpfung, nach Phasen großer Belastung oder Überbeanspruchung; wenn Sie Anstrengungen wie Prüfungsängste überstanden haben; wenn in der Folge geistige Stumpfheit oder auch hochgradige Ängste auftreten in Verbindung mit Nervosität und Überempfindlichkeit.
- Gelsemium: Sie sind geistig und emotional ausgebrannt, fühlen sich gelähmt, sind unfähig auf Herausforderungen jedweder Art zu reagieren. Sie zittern, leiden an Schwäche, Durchfall, Vergesslichkeit, Stumpfheit im Denken, schweren Augenlidern, Lampenfieber.
- Natrium carbonicum: Für sanfte, sich selbst aufopfernde Naturen! Sie können bestimmte Menschen nicht ausstehen, selbst Familienmitglieder; sie wirken nach außen witzig und sind innen traurig. Geistige Stumpfheit, Abneigung gegen Gesellschaft.
- Calcium carbonicum: Mit zahlreichen Verpflichtungen überlastet; der Geist ist müde, viele Ängste, bis hin zum Verlust des Interesses an einer Sache. Durch Ihr ausgeprägtes Pflichtbewusstsein arbeiten Sie bis zur Erschöpfung, keine Möglichkeit zur Genesung.

Bei Rückzug – immer wieder gern genommen

Vier Mittel, die bei diesem Beziehungskiller eingesetzt werden:

- Paris quadrifolia: Bei intensiver Reizbarkeit, emotionaler Härte, Negativität und Sarkasmus. Körperlich: Gefühl von Geschwollenheit, ziehendes Gefühl in den Augäpfeln, Kopfschmerz, Migräne.

- Nitricum acidum: Bei negativer Lebenseinstellung, mürrisch-harten Menschen, morgens nicht ansprechbar. Entschuldigungen lassen sie kalt, sie sprechen jahrelang nicht mehr mit der Familie, es gibt kein Verzeihen. Sie sind hypochondrisch, wütend aufs Leben, geben jedem die Schuld für ihre Probleme. Körperlich: Hämorrhoiden, lange Schmerzen nach Stuhlentleerung, stechend und splitterartig.
- Thuja: Bei Mangel an Selbstwertgefühl, Heimlichtuerei, Täuschung, Lüge, Depression. Sie haben das Gefühl, als seien Sie von Menschen getrennt oder dass andere Sie nicht mögen. Körperliche Merkmale: Zwangsvorstellung, etwas Lebendiges wäre in Ihrem Bauch; das große Mittel der Homöopathie bei Warzen (als Symbol für das, was im Verborgenen wuchert).
- Carbo vegetabilis: Hilft Menschen, bei denen Gleichgültigkeit und Apathie von Reizbarkeit unterbrochen wird. Mit kritisch schneidenden Bemerkungen fährt er Angehörige an, wenn sie ihn nicht sanft behandeln. Körperlich: Erschöpfung und Ohnmacht als Folge von Infektionskrankheiten, Lungenentzündungen. Herz und Leber sind krankhaft verändert.

Pillen typgerecht bei Liebeskummer

Sich aus der Giftgaswolke von Herzschmerz lösen zu können, ist eines der größten Wunder, die die Homöopathie bewirken kann. Und diese Mittel bringen Ihre Seele wieder ins Lot:

- Pulsatilla: Für den Typ, der eisern auf der Stelle verharrt, um sich bloß nicht auseinander setzen zu müssen.
- Staphisagria: Für diejenige, die sich alles gefallen lässt; so viel, dass weder sie noch ihre Freunde verstehen, warum sie nicht endlich auf den Tisch haut.
- Aurum: Bringt denjenigen zurück ins Leben, der sich aus Angst vor dem Scheitern vor der Welt verschließt oder der vor lauter Kummer pausenlos über Selbstmord nachdenkt.

- **Ignatia:** Akuter Liebeskummer, Verlust durch Tod, Verlust der Freundschaft. All die damit verbundenen Emotionen zeigen sich durch große Widersprüchlichkeit, durch leicht verletzbare Gefühle und schnelles Beleidigtsein. Sie möchten Tränen zurückhalten und stattdessen schluchzen oder seufzen. Sie tun unlogische Dinge, weil Sie zur Hysterie und zu einer verdrehten Kompliziertheit neigen.
- **Palladium:** Sie haben das Gefühl, verachtet zu werden, leiden an Beschwerden durch Kränkung, möchten von allen gemocht sein, brauchen in hohem Maß die Wertschätzung anderer Menschen, sind fröhlich und munter in Gesellschaft – und danach total erschöpft.
- **Causticum:** Sie leiden an Beschwerden von lange unterdrücktem Kummer, sind ein Rebell und Gerechtigkeitsfanatiker, haben große Wut auf Umweltsünder, Kontrollzwang und Furcht. Sie befürchten, dass etwas Schlimmes passieren könnte; zudem großes Mitgefühl, denn Sie können das Leid von Mitmenschen nicht ertragen.

Sexualität – mehr als ein Akt

Spaß, gute Gespräche, Träume teilen und den anderen fördern: All das können Sie in einer ganz normalen, guten Freundschaft haben. Doch Sexualität steht auf einem anderen Blatt. Sie befördert uns in einen Bereich, den wir nicht mehr ohne weiteres kontrollieren können. Erfüllte Sexualität unterscheidet Ihre Partnerschaft von allen anderen Beziehungen. Sie ist der zuverlässigste Kompass, der Ihnen zeigt, wo Sie sich gerade auf Ihrer Liebeslandkarte befinden:

→ Wenn die Sexualität aus den Fugen gerät, sollten Sie das Tempo in Ihrer Beziehung drosseln und die Aufmerksamkeit umgehend dorthin lenken, wo das Problem ursprünglich begonnen hat.

→ Sind Sie im »Niemandsland«, so ist Ihre Partnerschaft in Gefahr, auch wenn Sie sich gegenseitig versichern, dass Sie miteinander ohne Sex sehr glücklich sind.

- Achtung! Im »Kriegsfall« tragen Sie im Bereich der Sexualität so tiefe Wunden davon, dass diese nur schwer heilen. Ihre Identität als Frau oder als Mann ist in Frage gestellt.

Sensibles Gebäude

Vielleicht liegt eine gewisse Wahrheit in dem, was John Gray in seinem Buch »Männer sind vom Mars, Frauen von der Venus« behauptet, nämlich, dass ein Mann den Zugang zur Liebe durch Sex findet, während dies bei Frauen genau umgekehrt funktioniert. Die Frage ist: Finden Sie wieder so viel Zugang zu sich selbst und zu dem anderen, dass Sie ihm entgegengehen können, statt ihm nur entgegenzukommen? Sie muss kein Sepia-Typ sein, um den Vorschlag »Schlaf mehr mit mir, dann rede ich mehr mit dir« entwürdigend zu empfinden. Doch ist sie es und trifft dazu noch auf einen Lycopodium-Typen, dann ist die Katastrophe geradezu vorprogrammiert. Denn so, wie sie sich hinter ihren dunklen Stimmungen und ihrer ätzenden Kritik versteckt, so verschanzt sich der Lycopodium-Typ hinter sexistischen Bemerkungen und grenzenloser Eitelkeit.

Ich geb mir die Kugel!

Es gibt kaum einen Zustand in der Sexualität, den die Homöopathie nicht in ihren Lehrbüchern beschreibt:

- Die Symptome reichen von Lust bis Unlust.
- Folgen erotischer Exzesse werden ebenso erwähnt wie Kopfweh nach dem Orgasmus.
- Gefühlskälte und Dauererregung spielen eine ebensolche Rolle wie vorzeitige Ejakulation oder erektile Dysfunktion.
- Bei Frauen ist die sexuelle Störung eher (letzter) Teil eines Gesamtkomplexes, während bei Männern der Verlust oder die Einschränkung ihrer Potenz oft den Einstieg in eine ganze Kaskade von weiteren Symptomen bedeutet.

Die wichtigsten Mittel bei sexuellen Störungen

Bei fehlendem Verlangen

- **Causticum** wird eingesetzt bei Abneigung gegen den Koitus. Auf allen Ebenen findet eine allmähliche Lähmung statt: emotional, geistig, körperlich. Dadurch lässt auch das Verlangen nach Nähe, Reibung, Sex immer weiter nach. Wenn der Causticum-Typ sich ungerecht behandelt fühlt, vergeht ihm die Lust.
- **Sepia** schaltet auf Kühlschrank, wenn sie zu lange ihre eigenen Bedürfnisse unterdrückt hat. Sie hat dann keinen Zugang mehr zu ihrer Lebenskraft – und damit auch nicht zu ihrer sexuellen Energie.
- **Conium maculatum** ist das Mittel, das häufig in der Mitte des Lebens, aber zum Beispiel auch nach Schwangerschaften eingesetzt wird und immer, wenn die Sexualität lange unterdrückt wurde. Der Patient hat viel gelitten, bis er sich schließlich vollständig zurückzieht. Sex wird in der Folge als schmerzhaft und Ekel erregend empfunden.

Bei vermehrtem Verlangen

- **Nux vomica** braucht viele Reizstoffe – und er kann nicht genug davon bekommen: Weder genießt er den Augenblick, noch lässt er sich auf den anderen Menschen ein. Denn innerlich schreit er schon wieder nach mehr.
- **Calcium carbonicum** kann entweder unter fehlendem oder vermehrtem Verlangen leiden und hat viele Ängste. Weil dieser Typ zu zerfließen scheint, ist er auch häufig auf der Suche nach Halt und Stabilität, die er durch viel Sexualität zu erlangen hofft.
- **Phosphor** ist extrovertiert, offen für alle Eindrücke und kann sich schnell auf Sex einlassen. Er hat diverse Ängste – und Sex hilft ihm, diese nicht so stark zu spüren.

- **Hyoscyamus** ist das passende Mittel für lüsterne Reden und Lieder, für albernes Benehmen und stark erhöhtes Verlangen bis hin zum Exhibitionismus. Wenn also jemand in Ihrem Umfeld plötzlich auf den Tisch springt und einen Striptease hinlegt – Sie wissen, warum.

Hilfe bei vorzeitiger Ejakulation

- **Calcium carbonicum**, wenn Erwartung und Ängste zu groß sind.
- **Graphites** bei Unentschlossenheit, Schüchternheit, Mangel an Selbstvertrauen und großen Zweifeln. Typisch: Graphites regt sich über Kleinigkeiten auf.
- **Lycopodium** hat ein großes Problem mit Erwartungsängsten, denn er will beweisen, dass er der Beste und Größte ist.

Wenn die Erektion unvollständig ist

- **Conium maculatum** hilft nach lange unterdrückter Sexualität.
- **Graphites** wirkt bei erektiler Dysfunktion durch Unentschlossenheit; zu viele Zweifel, unter anderem auch an seinen sexuellen Fähigkeiten.
- **Nux vomica** hilft bei »zu viel, zu schnell, zu oft«; das ist das generelle Problem bei allem, was Spaß macht. Deshalb macht auch der Körper irgendwann schlapp.
- **Natrium chloratum** ist Hilfe für Verantwortungsbewusste, die im Alltagsstress leicht einknicken, alles mit sich allein ausmachen und leicht gemobbt werden. Ihr Kränkungsgefühl setzt sich in der Sexualität fort.
- **Argentum nitricum** ist für alle, die lange keinen sexuellen Kontakt hatten, schüchtern sind und nun an Lampenfieber leiden.

Probieren Sie einmalig C30-Potenzen, immer nur ein Mittel zur Zeit! Warten Sie 14 Tage lang, ob sich etwas tut. Wenn nicht, fragen Sie einen Experten!

Paartypen

Singles, Eltern, Paare ohne Kinder oder heimliche Geliebte: Wie sie sich jeweils auf die Welt beziehen und was sie in der Liebe **BRAUCHEN**, das unterscheidet sich nicht nur äußerlich, sondern auch maßgeblich im homöopathischen Mittel. Und dennoch gibt es laut Dr. Gordon Neufeld, kanadischer Psychiater und hoch angesehener Spezialist für Kinder- und Elternerziehung, eine allem zugrunde liegende Wahrheit: Die größte Sehnsucht, der stärkste Trieb des Menschen ist der nach Zugehörigkeit. Er ist stärker als der nach Essen, Trinken, Sex, Geld, Macht. Egal, wie unabhängig, erfolgreich, biestig, erschöpft, egoistisch, zurückweisend, neurotisch, nervtötend oder einsam jemand auf den ersten Blick erscheinen mag: Die Zugehörigkeit ist das wahre Bedürfnis hinter ihrer oder seiner Fassade. Das Ziel einer Behandlung ist, zu einer gesunden Form von Bindung zurückzufinden, die uns nicht länger – und egal aus welchen Gründen – von der Welt trennt, in der wir leben.

Jede Situation ist anders

- **SINGLES:** Sie leben entweder mit wechselnden Partnern oder lange ohne Partner, quälen sich besonders mit Selbstzweifeln, Einsamkeit, Hunger nach Bestätigung und mit Gefühlen von Wertlosigkeit. Ihre Dynamik heißt zum Beispiel:
- Natrium chloratum, wenn Sie denken: »So, wie ich bin, habe ich das wirklich nicht verdient.«
- Arsenicum und Silicea, wenn Sie meinen: »Der andere muss perfekt sein, sonst kommt er für mich nicht in Frage.«
- Carcinosinum, wenn Ihr Motto lautet: »Ich würde alles für den anderen aufgeben.«
- Lycopodium, wenn Sie der Ansicht sind: »Er muss zuerst anerkennen, was für ein toller Typ ich bin.«

ELTERN: Sie leiden besonders unter Erschöpfung, fühlen sich von ihrer neuen Verantwortung überwältigt und oft aufgesogen. Sie sind ebenso mit der Angst um ihr Kind wie mit der Entfremdung von ihrem Partner konfrontiert.

»Meine größte Sehnsucht ist, meinem Mann näher zu kommen«, erzählte mir eine Freundin, Mutter von zwei wunderbaren, kleinen Jungs, erst kürzlich. »Er arbeitet wie ein Verrückter und ist innerlich überhaupt nicht für mich da. Und wenn er dann endlich auf mich eingeht, dann weise ich ihn zurück.« Genau das Gleiche vollzieht sich umgekehrt: Er sehnt sich nach ihr. Doch wenn sie sich ihm dann endlich nach dem x-ten Stilldurchgang zuwendet, reagiert er ruppig und zurückweisend.

- Ignatia, das akute Kummermittel für Tränen, widersprüchliche Gefühle; das Gegenteil von dem tun, was eigentlich vernünftig erscheint. Genau dies erleben viele junge Eltern für einen gewissen Zeitraum: Sie »gewinnen« ihr Baby und »verlieren« gleichzeitig den Menschen, den sie bisher am meisten geliebt haben.
- Pulsatilla, wenn unter dem Kummer viel Eifersucht liegt: »Zu anderen Frauen ist er nett, mir schenkt er keine Aufmerksamkeit.«

PAARE OHNE KINDER: Vermissen manchmal den Sinn in ihrem Leben, trotz guter Karriere. Aufgrund ihres Erfolges denken sie oft, dass sie bereits alles wissen. Für sie ist es viel schwieriger, die Eigenständigkeit zugunsten des Partners zu überdenken, also den Schritt vom Ich zum Du zu vollziehen, der durch Kinder meistens ganz natürlich geschieht. Wenn Sie gerade unglücklich sind, helfen diese Mittel:

- Sepia kommt aufgrund seiner Abneigung gegen Familie in Betracht – oft als Spätfolge von Missbrauch.
- Arsenicum wegen eines übergroßen Perfektionsanspruches an sich selbst oder andere.
- Platin wegen ihres großen Hanges zu extravaganter Selbstdarstellung, zu der Babywindeln wenig passen.

- Lycopodium, weil er es nicht besonders gut verträgt, wenn die Aufmerksamkeit nicht vollkommen auf ihn gerichtet ist.

HEIMLICHE GELIEBTE: Leiden oft an einem Gefühl tiefsten Versagens und großer Angst vor wirklicher Nähe und Verpflichtung. Sie schützen sich durch die Unverbindlichkeit, um nicht wirklich auf den Prüfstand in guten und in schlechten Tagen gestellt zu werden. Sie bevorzugen von vornherein die guten Tage mit dem anderen, und sie machen die schlechten mit sich selbst aus.

- Aurum, denn vom Grundsatz her gehen Sie davon aus, gescheitert und zweite Wahl zu sein.
- Sepia, weil Ihnen niemand in die Lebenspläne hineinreden soll und Ihnen die Unabhängigkeit über alles geht.
- Lachesis, da Sie den erotischen Nervenkitzel lieben und Heimlichkeit diesen noch erhöht.
- Staphisagria, wenn Sie für lange Zeit der emotionale Fußabtreter Ihres heimlichen Partners sind.

Ein Tropfen Liebe ist mehr
als ein Ozean Verstand.

[Blaise Pascal | *französischer Philosoph, Mathematiker und Physiker*]

Eine verhängnisvolle Affäre

In einer Dreiecks-Konstellation gibt es nur Verlierer, zumindest so lange, bis die in der Vergangenheit verletzten »Zwiebelschichten« (→ Seite 46) tatsächlich verstanden und verwandelt werden können. Dreiecks-Beziehungen haben die verhängnisvolle Eigenschaft, die Betroffenen barfuß durch sämtliche Höllen von Selbstzweifeln, Eifersucht, Besitzansprüchen, Zurückweisung, Verrat und Einsamkeit zu schicken. Ein Entrinnen ohne erhebliche Verletzungen auf allen Seiten ist trotz Hilfe eines Therapeuten kaum möglich. Homöopathie kann hier wertvolle Anstöße geben, um den notwendigen Prozess der Trennung zumindest ein Stück weit bewusster zu verstehen und ein wenig schmerzfreier zu durchlaufen.

Grundbedingungen schaffen

Oft scheinen wir Folgendes zu vergessen: Als wir die Verbindung eingingen, gab es eine Zusage, die wir dem anderen gemacht haben. Wir müssen kein Versprechen abgeben, um dann lebenslänglich nach der Hintertür zu suchen. Ich kenne einige Menschen, die ihre meist wechselnden Beziehungen hauptsächlich damit verbringen, sich mit endlosen Begründungen aus ihren Verpflichtungen zu winden – und auch noch damit davonzukommen. Auch wenn es vom Grundtypus her mehr oder weniger zuverlässige Menschen gibt: Ein Versprechen bleibt ein Versprechen. Es einzuhalten ist einer der wesentlichen Stützpfeiler funktionierender Beziehungen. Eine ganze Kultursäule ist in den letzten Jahrzehnten einfach erdrutschartig weggesackt, nicht nur in der Liebe, sondern auch in der Politik und im Geschäftsleben: Nämlich, dass wir meinen, was wir sagen, und dass wir unsere Zusagen einhalten. Die natürliche, instinktive Verpflichtung für den anderen ist einer Art emotionalen Impotenz gewichen.

Egal ob Frau oder Mann: Wir wissen eigentlich ganz genau, was wir tun müssten, um die Beziehung zu pflegen und zu erhalten. Stattdessen verlieren wir immer wieder den Fokus – oder tun sogar das Gegenteil von dem, was gebraucht wird, als ein Ausdruck unserer so genannten inneren Freiheit. In einer Liebesbeziehung würde es den ausschlaggebenden Unterschied machen, wenn wir uns immer wieder neu füreinander entschieden. Nicht nur für unseren Partner, sondern auch für uns selbst und für unsere eigene Integrität.

Verletzlichkeit zulassen

Wir lassen noch einmal Dr. Gordon Neufeld, Kanadas führenden Experten zum Thema Bindung, zu Wort kommen. Er hat seine 30-jährige Erfahrung in der Therapie von Erwachsenen und Kindern so zusammengefasst: »Das menschliche Gehirn kennt im Wesentlichen nur zwei Zustände, von denen aus es operiert. Der eine ist Abwehr, der andere Verletzlichkeit.«

Um zu wirklich erfüllten Beziehungen zu kommen, müssen wir die Abwehr zugunsten der Verletzlichkeit aufgeben. Ohne dass wir den Schmerz fühlen, den süßen der Liebe ebenso wie den bitteren der Enttäuschung, können weder wir selbst noch die Beziehung reifen. Wir dümpeln ohne Aussicht auf tief greifende Veränderung an der Oberfläche unserer jeweiligen Partnerschaft herum und wiederholen einfach immer nur weiter die bisher gemachten Erfahrungen.

Die Erlösung finden wir an dem für uns bedrohlichsten Ort unserer Seele, dort, wo wir jede Maske fallen lassen. So sehr sich die einzelnen zuvor beschriebenen Typen (→ ab Seite 58) voneinander unterscheiden mögen: Was sie letztlich eint, ist die Sehnsucht, sich einfach genau so zeigen zu können, wie sie sind – und dennoch von ihrem Partner geliebt zu werden. Die Homöopathie kann Ihnen helfen, Ihren Weg nach Hause – zu sich selbst – zu finden.

» Es ist die menschliche Zuwendung, die ein chemisches Nichts in einen biologischen Vorgang verwandelt. «

[Prof. Dr. Dietrich Grönemeyer | *Radiologe, Grönemeyer Institut für Mikrotherapie in Bochum*]

Die Anwendung der Mittel

Samuel Hahnemanns Leitsatz »Ähnliches mit Ähnlichem behandeln« (Similia similibus curentur) gilt bis heute als Maßstab der klassischen Homöopathie. Er arbeitete mit Einzelmitteln, weil er überzeugt war, dass man zu einem jeweiligen Zeitpunkt seines Lebens immer nur ein Mittel braucht, um die Heilkräfte auf dieser Ebene zu wecken. Für die Homöopathie beginnt jede Krankheit mit einer Störung der Lebenskraft, die wieder in ihre Balance gebracht werden muss. Und das gilt auch für die Partnerschaft. Das nach außen reflektierte Bild erleben wir als Symptome, die auf geistiger, seelischer, emotionaler oder körperlicher Ebene auftreten können. Je früher wir reagieren, umso besser für Körper und Seele.

Die drei Säulen der Homöopathie

Die Medizin Hahnemanns, die vor 200 Jahren mit der Prüfung der Chinarinde begann, folgt ganz bestimmten Prinzipien, die noch heute für klassische Homöopathen gültig sind:

1. Säule – Die ARZNEIMITTELPRÜFUNG

Dabei werden die Mittel am gesunden Menschen getestet. Die bei ihm in der Folge auftretenden Symptome wurden bereits zu Hahnemanns Zeiten aufgeschrieben, bis so genannte Arzneimittelbilder entstanden. Diese werden bis zum heutigen Tag immer weiter ergänzt und die Erfahrungen mit der jeweiligen Arznei vertieft. Um ein klares Arzneimittelbild zu bekommen, sind viele Prüfungen sowohl an Frauen als auch an Männern notwendig, weil diese unterschiedlich auf die verschiedenen Mittel reagieren.

2. Säule – Die POTENZIERUNG

Aus der Urtinktur eines Mittels (meist aus dem Pflanzen-, Tier- oder Mineralreich) wird ein Teil in neun Teilen einer Trägersubstanz (Alkohol, Wasser, Milchzucker) aufgelöst, dann von Hand verschüttelt oder verrieben. So entsteht eine D1-Potenz. Von dieser gewonnenen Menge nimmt man wiederum einen Teil, verdünnt und verschüttelt ihn mit neun Teilen der Trägersubstanz und gelangt so zur D2. Bei einer Centesimal-Potenz geht man ähnlich vor, nur dass ein Teil Ursubstanz mit 99 Teilen Lösungsstoff zu einer so genannten C-Potenz verbunden wird. Die weiteren Potenzen werden durch Wiederholung des oben beschriebenen Prozesses gewonnen. Wichtig ist, dass diese Vorgänge von Hand vorgenommen werden. Bei der Verschüttelung wird jede Zwischenstufe der Verdünnung zehnmal auf ein Lederkissen geklopft. Hahnemann nahm an, dass sich so die Wirkstoffmoleküle des Ausgangsstoffes optimal in der Trägersubstanz verteilen.

3. Säule – Das ÄHNLICHKEITSPRINZIP

Das Wort Homöopathie stammt aus dem Griechischen und bedeutet Homoios: ähnlich und Pathos: leiden. In der Praxis heißt dies: Die Symptome, die das Mittel beim Gesunden auslöst, und die Symptome, an denen der Kranke leidet, sollten einander so stark wie möglich ähneln. Das verstärkt das bereits Vorhandene im Patienten und löst dann den Heilreiz aus.

Welche Menge tut Ihnen gut?

Anders als bei den alltäglichen Beschwerden, die sich oft wunderbar einfach und schnell mit Homöopathie kurieren lassen (bei entsprechender Erfahrung auch in der Selbstmedikation), sollten Sie die Liebe vorsichtig behandeln. Denn hier betreten Sie einen äußerst sensibilen Bereich, vielleicht sogar den verletzlichsten überhaupt. In der Partnerschaft müssen Sie aufgrund praktischer Erfahrungen davon ausgehen, dass Probleme meist schon eine ganze Weile unter der Oberfläche schwelen, bevor Sie sie überhaupt in ihrer ganzen Tragweite wahrnehmen. Homöopathisch betrachtet heißt dies: Die Konflikte sind oft bereits chronisch geworden. Und damit gehören sie in die Hand eines Therapeuten.

Es wäre fatal, in einer Art Kügelchen-Marathon von einem Mittel zum nächsten zu hetzen, um in möglichst kurzer Zeit all das loszuwerden, was schon so lange geschmerzt hat. Mit dieser Taktik erreichen Sie höchstens das Gegenteil: Zu den eigenen Problemen kommen noch mögliche Auswirkungen der Mittel hinzu – jedes löst beim Gesunden bestimmte Symptome aus –, und irgendwann gerät der gesamte Organismus komplett aus den Fugen. So verständlich Ungeduld in Krisensituationen ist, Sie müssen geduldig bleiben. Das einzige, für Sie passende Mittel ist dasjenige, das zu Ihren **AKTUELLEN SYMPTOMEN** passt!

Konstitutionelle Behandlung

Die zwölf Typen der Liebe (ab Seite 58) beschreiben keine akuten Zustände, sondern **KONSTITUTIONSTYPEN**, obwohl jedes Mittel auch als Akutmittel auftreten kann. Wenn Sie die genannten Symp-

» Gift in den Händen eines Weisen ist ein Heilmittel, ein Heilmittel in den Händen eines Toren ist ein Gift. «

[Giacomo Girolamo Casanova | *italienischer Schriftsteller und legendärer Liebhaber*]

INFO

Auf der richtigen Spur

→ Zunächst einmal ist es wichtig, so klar wie möglich zu identifizieren, was das genaue Problem ist.

→ Dann taucht die Frage auf: Brauchen Sie tatsächlich ein Mittel – oder würde es schon helfen, wenn Sie Ihr Verhalten verändern oder ein Gespräch mit Ihrem Partner suchen?

→ Wenn Sie nicht in der Lage sind, dies zu tun (und das ist überwiegend der Fall, weil seelische Mechanismen außerordentlich hartnäckig sein können), kommt die genau passende homöopathische Arznei ins Spiel.

→ Das, was ganz offensichtlich ist, wird immer als Erstes behandelt, also die obere Schicht der »Zwiebel« (→ Seite 46).

→ Welche Potenz ist empfehlenswert? Da die Potenz eines homöopathischen Mittels entsprechend der Lebensenergie eines Menschen angewandt wird, empfiehlt sich bei der Selbstbehandlung, in der Regel eine C6-Potenz einzusetzen, und zwar drei Kügelchen, ganz besonders bei akuten Zuständen wie Erschöpfung, Ärger im Job oder Kummer.

→ Grundsätzlich gilt in der Homöopathie, dass niedrige Potenzen (bis D12) besonders im organisch-körperlichen Bereich helfen. Höhere Potenzen ab C6 wirken dagegen stärker und auch im seelischen Bereich. Ist das Mittel falsch gewählt, kann es entsprechend seines Arzneimittelbildes unerwünschte Wirkungen auslösen.

tome und Verhaltensweisen eindeutig und schon mindestens zwei Wochen lang feststellen, nehmen Sie einmalig drei Kügelchen einer C30-Potenz. Die Potenz sollte in der Selbstmedikation unter keinen Umständen höher liegen! Fragen Sie lieber einen Experten. Die immer wieder auftauchende Behauptung, dass Homöopathie nicht wirken würde, hat zu der **FATALEN VERHALTENSWEISE** geführt, dass Patienten dem Motto »Was nichts nützt, kann auch nicht schaden« glauben und entsprechend Hochpotenzen einnehmen. Doch wenn die Grundannahme bereits falsch ist, stimmen auch die Rückschlüsse nicht mehr. Homöopathie ist hochwirksam!

Führen Sie Tagebuch

Oft entstehen Partnerschaftsprobleme, weil wir uns ständig selbst überholen und uns (oder unserem Partner) mehr zumuten, als wir überhaupt tragen und verarbeiten können. Im Idealfall versetzt uns die Homöopathie wieder in Einklang mit uns selbst, damit wir wirklich nur das wollen, was wir auch können.

Ich finde es hilfreich, den Heilungsprozess zu unterstützen, den die homöopathischen Mittel in Körper und Seele in Gang setzen. Führen Sie zum Beispiel ein Tagebuch oder machen Sie regelmäßig Schreibübungen, denn so schärfen Sie Ihre Beobachtungsgabe.

INFO

Immer nur eins zurzeit

Wichtig ist es, nur ein Mittel zurzeit zu nehmen und es, wenn überhaupt notwendig, frühestens nach zwei Wochen zu wiederholen. Beobachten Sie einfach, was geschieht. Wie verändern sich Stimmung, körperliche Beschwerden und Ihr Umfeld? Was nehmen Sie wahr, was Sie zuvor nicht bemerkt haben – und was fällt Ihrem Partner auf? Homöopathie ist wie die Reise in ein neues Land. Statt auf der Autobahn an Sehenswürdigkeiten vorbeizurasen, halten Sie an, wenn es etwas Neues zu entdecken gibt.

Wenn Sie ein bestimmtes Mittel für sich gefunden haben, sollten Sie zum Beispiel zu folgenden Themen schreiben:

- In welchen Situationen habe ich mich in meinem Leben so verhalten, wie es in dem Mittel beschrieben wird?
- Was wollte ich damit erreichen?
- Was ist es, das ich eigentlich tun möchte?
- Was verändert sich in meiner Beziehung, wenn ich oder mein Partner ein Mittel nimmt?
- Schätzen Sie dieses Tagebuch als den Hüter Ihrer inneren Wahrheit.

In den Schreibworkshops, die ich unter anderem für Patienten gebe, lasse ich sie zu jeder der Fragen fünfzehn Dinge innerhalb von jeweils zehn Minuten aufschreiben. Die Geschwindigkeit verhindert, dass sich wertende Gedanken einschleichen!

Wie Sie merken, dass Ihnen ein Mittel hilft

In der Homöopathie ist die so genannte Heringsche Regel der Maßstab: Die Wirkung erfolgt von oben (den oberen Körperteilen) nach unten und von innen nach außen (den inneren Organen zu den äußeren). Die Symptome verschwinden in umgekehrter Reihenfolge ihres Auftretens, von jetzt nach früher. Was zuletzt kam, geht zuerst.

Praktisch heißt das: Es kann sich anfühlen, als würde die Geschichte Ihres Lebens wie auf einem Videorecorder zurückgespult. Erst kommt das Symptom von heute und vergeht, dann das vom letzten Monat …, danach das von vor fünf Jahren … schließlich das aus Ihrer Kindheit. Wenn lauter Dinge auftauchen, die Sie als erledigt erachtet hatten, so ist dies ein gutes Zeichen dafür, dass das Mittel zu Ihnen passt. Manchmal bleibt ein solches Symptom aus der Vergangenheit eine Stunde, manchmal einige Tage. Dann verschwindet es.

Die Seelenebene

Nach der Heringschen Regel wird zuerst die seelisch-geistige Ebene berührt (großer Kummer, Verlust oder Schock). Die Verarbeitung erfolgt zunächst über sprechen, lachen, weinen oder Grenzen setzen. Der Patient fühlt sich danach seelisch besser, weil er über das Ereignis zum Beispiel trauern und/oder weinen und es loslassen konnte.

Die Körperebene

Manchmal, aber nicht immer, fühlen Sie sich vielleicht für eine ganz kurze Zeit körperlich schlechter. Die Symptome gelangen nach außen über Haut oder Schleimhaut (Ausschlag, Schweiß), die Nase oder Ohren (Sekrete), die Ausscheidungsorgane (Darm, Regelblutung). Die Störung wird von innen nach außen geleitet und ist dann vorüber.

Die Wirkung unterstützen

Was Sie in der Zeit Ihrer Behandlung meiden sollten, ist zum Beispiel zu viel Kaffee, Tee, Reizstoffe, ätherische Öle (Pfefferminz, Kampfer); Röntgen, weil die radioaktiven Strahlen das Mittel zerstören. Nehmen Sie Ihre Arznei, die Sie in der Apotheke kaufen oder bestellen können (Lieferzeit etwa ein halber Tag), am besten eine halbe Stunde vor oder eine Stunde nach einer Mahlzeit.

Grenzen der Selbstbehandlung

Zum Homöopathen sollten Sie gehen, wenn Sie Ihr Mittel nicht eindeutig identifizieren können oder wenn die Mittel nur kurzfristig geholfen haben. Körperliche Symptome, die schon länger anhalten, sind immer ein Grund, einen Homöopathen oder entsprechenden Heilpraktiker aufzusuchen. Alle chronischen Leiden, seien sie körperlich, seelisch oder in der Partnerschaft, pro-

INFO

Vorsicht: falsche Richtung!

Wenn erst die körperlichen Symptome verschwinden und Sie sich stattdessen seelisch zunehmend schlechter fühlen, geht die Wirkung in die falsche Richtung, nämlich von außen nach innen! Dann sollten Sie unter keinen Umständen versuchen, sich selbst weiterzubehandeln, sondern einen Experten aufsuchen. Er weiß, was zu tun ist, um Ihnen schnell zu helfen. Ein Spezialist kann die Wirkung eines Mittels »ausbremsen« oder sogar auflösen.

fitieren von professioneller Hilfe und Unterstützung. Ein Außenstehender sieht immer Dinge, die Ihnen verborgen bleiben, und ein Experte kennt sich in der Regel auch besser aus. Adressen finden Sie im Anhang.

Helfer auf dem Weg

Zum Paartherapeuten sollten Sie gehen, wenn die Mittel klarmachen, was Ihnen oder Ihrem Partner fehlt oder was schlecht läuft, Ihnen jedoch das Werkzeug fehlt, um die Erkenntnis in die Tat umzusetzen.

Wir haben zu jedem Konstitutionsmittel (→ ab Seite 58) auch Körpertherapien vorgeschlagen, die die Wirkung sinnvoll ergänzen. Manchmal sind genau diese Verfahren der Türöffner zur Seele, so dass die Symptome überhaupt erst in ihrer ganzen Vielfalt auftauchen können. Gerade wenn die Beziehung in einer tiefen Krise steckt, ist körperliche Berührung und Empfindung oft Mangelware. Als Konsequenz schotten wir uns gegen alles ab: äußere Einflüsse und das, was innerlich aufsteigen könnte. Denn wir befürchten, dass der Schmerz noch größer wird. Doch genau das Gegenteil ist der Fall. Über Bewegung und Berührung finden Sie wieder Zugang zu Ihrer inneren Weisheit. Die Antworten sind nicht im Kopf. Sie sind in Ihrem Körper!

Bücher und Adressen, die weiterhelfen

Unsere Quellen

Ahadel, Doug und Thatcher, Bill: *The Power of Acceptance*, Newcastle Publishing

Bailey, Philip M. und Graf, Friedrich P.: *Psychologische Homöopathie*, Droemer Knaur, Taschenbuch

Coulter, Catherine R.: *Portraits homöopathischer Arzneimittel*, Karl F. Haug Verlag

Friedrich, Edeltraut und Peter: *Charaktere homöopathischer Arzneimittel*, Traupe Verlag

Gottman, John M.: *Die 7 Geheimnisse der glücklichen Ehe*, Ullstein Taschenbuch

Graf, Friedrich P.: *Ganzheitliches Wohlbefinden – Homöopathie für Frauen*, Herder Verlag

Gray, Bill: *Homöopathie mit der Hahnemann Medical Clinic*, Kai Kroeger Verlag

Grönemeyer, Dietrich Prof. Dr.: *Mensch bleiben*, Herder

Morrison, Roger: *Handbuch der homöopathischen Leitsymptome und Bestätigungssymptome*, Faust Verlag

Neufeld, Gordon Dr. und Maté Gabor Dr.: *Hold On To Your Kids: why parents matter*, Ballantine Books

Raba, Peter: *Eros und sexuelle Energie durch Homöopathie*, Andromeda Verlag

Sankaran, Rajan: *Die Substanz der Homöopathie*, Homoeopathic Medical Publishers

Sankaran, Rajan: *Die Seele der Heilmittel*, Homoeopathic Medical Publishers

Vithoulkas, G.: *Essenzen homöopathischer Arzneimittel*, Faust Verlag

Zaren, Ananda: *Materia medica*, Burgdorf Verlag

Bücher, die weiterhelfen:

Berne, Eric Dr, med.: *Spiele der Erwachsenen*, Rowohlt Taschenbuch

Chödrön, Pema: *Wenn alles zusammenbricht*, Goldmann

Desjardins, Arnaud: *The Jump into Life*, Hohm Press

Goleman, Daniel: *Emotionale Intelligenz*, dtv Taschenbuch

Harris, Thomas A.: *Ich bin o.k. Du bist o.k.*, Rowohlt Taschenbuch

Miller, Alice: *Du sollst nicht merken*, Suhrkamp

Nitsch, Cornelia: *Der Elternführerschein. Bekommen Sie Ihre Alltagsprobleme stressfrei in den Griff*, Gräfe und Unzer

Peck, Morgan Scott: *Der wunderbare Weg*, Goldmann

Schmid-Bode, Wilhelm Dr.: *4 Stress-Typen und vier Wege zur Gelassenheit*, Gräfe und Unzer

Sommer, Sven: *Der große GU-Kompass*, Gräfe und Unzer

Thiel, Christian: *Suche einen für immer und ewig*, Gräfe und Unzer

Trökes, Anna: *Yoga – Kraft für die Seele*, Gräfe und Unzer

Walsch, Neile D.: *Gespräche mit Gott*, Goldmann

Wiesenauer, Markus Dr.: *Homöopathie für die Seele*, Gräfe und Unzer

Wiesenauer, Markus Dr.: *Homöopathie Quickfinder*, Gräfe und Unzer

Wilber, Ken: *Mut und Gnade*, Goldmann

Hilfreiche Links

www.naturundmedizin.de

www.madonna-training.de

www.bkhd.de

www.bph.de

www.dhu.de

www.gordonneufeld.com

www.homoeopathie.at

www.psychotherapiesuche.de

www.swiss-homoeopathie.ch

Karin Reichelt erreichen Sie unter der E-Mail-Adresse: madonnatraining@aol.com

Dagmar Uhl erreichen Sie unter der E-Mail-Adresse: dagmaruhl@aol.com

Adressen, die weiterhelfen

August-Weihe-Institut für homöopathische Medizin
Benekestraße 11
32756 Detmold
Ausbildung in Homöopathie

Homöopathie-Forum e.V.
Grubmühlerfeldstraße 14a+b
82131 Gauting
www.homöopathie-forum.de
Therapeutenverzeichnis, Seminare, Homöopathiefachschule

Deutscher Zentralverein Homöopathischer Ärzte e.V.
Breite Straße 55a
53111 Bonn
www.homoeopathy.de
Berufsverband der homöopathisch arbeitenden Ärzte Deutschlands

Deutsche Gesellschaft für klassische Homöopathie
Edelweißstraße 11
81541 München
www.dgkh-homoeopathie.de
Zusammenschluss homöopathisch arbeitender Therapeuten

Österreichische Gesellschaft für homöopathische Medizin
Mariahilferstraße 110
A-1070 Wien
Vereinigung homöopathisch therapierender Ärzte in Österreich

HVS, Homöopathie Verband Schweiz
Poststraße 10
Postfach 114
CH-9410 Heiden
www.hvs.ch
Therapeutenliste, Seminare, Vorträge

Verband klassischer HomöopathInnen
Sekretariat
Moosgasse 6
2562 Port
www.vkh.ch

Danksagung

In großer Liebe für unsere Kinder Julian und Katinka, Dennis und Daria, die uns, jeder auf seine Weise, auf die Homöopathie gebracht haben.
Für all die Menschen, die uns zu diesem Buch ermutigt, an uns geglaubt und seine Entstehung überhaupt möglich gemacht haben, und an Heiner Reichelt für seine endlos geduldige, selbstlose Unterstützung.

Ganz besonderer Dank an Purna Steinitz, der all die unsichtbaren Fäden unseres Lebens ohne dass wir es auch nur bemerkt hätten, zu diesem Buch verknüpft hat.

Register

Impressum

Programmleitung
Ulrich Ehrlenspiel
Redaktion, Lektorat
Marion Schulz
Umschlaggestaltung
independent Medien-Design, München, Ngoc Le-Tümmers
Innenlayout
independent Medien-Design, München, Claudia Ehrl
Foto
Cover: Arco-Images, H. Brehm; Umschlaginnenklappe: Suzanne Eichel
Herstellung
Susanne Mühldorfer
Satz
Uhl + Massopust, Aalen
Druck & Bindung
Druckhaus Kaufmann, Lahr

Die **GU-Homepage** finden Sie unter **www.gu-online.de**

Umwelthinweis
Dieses Buch wurde auf chlorfrei gebleichtem Papier gedruckt. Um Rohstoffe zu sparen, haben wir auf Folienverpackung verzichtet.

ISBN (10):
3-7742-8881-X
ISBN (13):
978-3-7742-8881-2
Auflage 5. 4. 3. 2. 1.
Jahr 10 09 08 07 06

Wichtiger Hinweis

Alle Ratschläge in diesem Buch wurden von den Autorinnen sorgfältig recherchiert, in der Praxis erprobt und entsprechen dem aktuellen Stand. Dennoch sind Sie selbst aufgefordert, in eigener Verantwortung zu entscheiden, ob und inwieweit Sie diese Vorschläge umsetzen können und möchten. Lassen Sie sich in allen Zweifelsfällen durch einen Arzt oder Therapeuten beraten. Weder Autorinnen noch Verlag können für eventuelle Nachteile oder Schäden, die aus den im Buch gegebenen praktischen Hinweisen resultieren, eine Haftung übernehmen.

Das Original mit Garantie

Ihre Meinung ist uns wichtig.

Deshalb möchten wir Ihre Kritik, gerne aber auch Ihr Lob erfahren. Um als führender Ratgeberverlag für Sie noch besser zu werden. Darum: Schreiben Sie uns! Wir freuen uns auf Ihre Post und wünschen Ihnen viel Spaß mit Ihrem GU-Ratgeber.

Unsere Garantie: Sollte ein GU-Ratgeber einmal einen Fehler enthalten, schicken Sie uns das Buch mit einem kleinen Hinweis und der Quittung innerhalb von sechs Monaten nach dem Kauf zurück. Wir tauschen Ihnen den GU-Ratgeber gegen einen anderen zum gleichen oder einem ähnlichen Thema um.

GRÄFE UND UNZER VERLAG
Redaktion Partnerschaft & Familie
Postfach 86 03 25
81630 München
Fax: 089/41981-113
E-Mail: leserservice@graefe-und-unzer.de

GRÄFE UND UNZER

Ein Unternehmen der
GANSKE VERLAGSGRUPPE